世界に……
命を救おう！

グローバルヘルスを志す人
リーダーを目指す人のために

グローバルヘルス技術振興基金（GHIT Fund）CEO

國井 修 著

南 山 堂

はじめに

　まずは，この本を手にとってくださって，ありがとうございます.

　皆さんは，どのような方で，どのような思いでこの本を開いてくださっているのでしょうか.

　医師や看護師，保健師，栄養士，理学療法士など，保健・医療・福祉にかかわる方で，グローバルヘルスに関心をもっていらっしゃるのでしょうか？　保健・医療・福祉の専門ではないけれども，グローバルヘルスに関心があり，働きたいと考えているのでしょうか？　すでにグローバルヘルス分野で働き，今後のキャリアパスをどうしようかと考えているのでしょうか？

　本書は，グローバルヘルスを知らない方からすでに従事している方まで，幅広い読者を想定して「グローバルヘルスとは何か」という基本的なことから，その分野で「キャリアパスを作る，ライフデザインを描くにはどうすべきか」という具体的な話まで盛り込みました.

　「グローバル」は国際，世界，地球，「ヘルス」は健康，保健，命と訳されるので，グローバルヘルスを「世界の人々の健康や命を守り，救う」仕事と思われる方が多いかもしれません.

　2019年12月，アフガニスタンで中村哲医師が殺害され，彼の偉大な働きが広く伝えられました.「世界で苦しむ人々の命を救う」ことは「グローバルヘルス」の重要な目的の1つです.彼のように自分を犠牲にしてでも，また，シュバイツァーやマザー・テレサのように，自分の一生をかけて恵まれない人のために尽くす.「グローバルヘルス」に貢献してきた人の中にはそんな偉人がいますし，それを目指して「グローバルヘルス」を志す人もいます.

　実は私も，高校時代にシュバイツァーに憧れ，「医者になって開発途上国，特にアフリカで子どもたちの命を救いたい」という単純な動機で医科大学に入りました.しかし，「どうやったらアフリカで働けるのか」「そのために何を学べばいいのか」がわからず，学生時代からその「答え探し」をしていました.

　アジア，アフリカ，中米を含め，世界中を旅し，1年間大学を休学してインドで伝統医学やヨガを学び，ソマリアの難民キャンプでボランティアをしました.また，同じような志をもつアジアの医学生と「アジア医学生連絡協議会

（AMSA）」を組織し，そのヒューマンネットワークを基に同志数人で「AMDA（アムダ）」という国際緊急医療 NGO を立ち上げました．

　大学卒業後は，へき地や病院で患者を診ながら，AMDA を通じてアジア・アフリカの人道支援にかかわりました．そこで臨床医学の限界を感じて米国留学．病気の治療よりも予防，個人よりも多くの人々の健康を考える学問，パブリックヘルスを学びました．

　その後，国立国際医療センター（現在は，国立国際医療研究センターに改称）に就職し，本格的にパブリックヘルス，そしてグローバルヘルスに従事します．「どうしたらより多くの命を救えるのか」「そのために何をすればよいのか」といった疑問が募り，その答えを探すために大学（東京大学・長崎大学）で研究や教育をし，その答えを試すために日本政府（外務省）で政策や戦略にかかわり，そして国連（ユニセフ）に入りました．ユニセフのニューヨーク本部で自らかかわった政策や戦略を再び現場で実践するため，ミャンマーとソマリアに異動し，計 6 年間，保健医療，栄養，水・衛生事業を指揮しました．

　しかし，一国連機関でやれることには限界があり，より多くの命を救うにはさまざまな組織との効果的な連携・協力が重要と感じ，「21 世紀型パートナーシップ」とよばれる世界エイズ・結核・マラリア対策基金（通称，グローバルファンド）に移りました．そこで 9 年間働いた後，2022 年 3 月には日本に帰国し，公益社団法人グローバルヘルス技術振興基金（GHIT Fund）とよばれる組織で執筆時点では働いています．

　このように，私は大学を卒業してから，アジア・南米・北米・アフリカ・欧州と世界 4 大陸でそれぞれ 1 年以上，長いところで 9 年間生活し，へき地診療所，病院，大学，外務省，国連機関を含め 15 回以上の就職・異動・転職，20 回以上の引っ越しをしながら，低中所得国 130 ヵ国以上を支援してきました．活動の場は NGO からバイ（二国間協力，政府援助機関）へ，そしてマルチ（多国間協力，国際機関）に変わり，所属も村（診療所）から国（厚生労働省，外務省，文部科学省），3 つの大学で助手から教授まで経験し，国連機関そして，官民連携の国際機関に移行しました．

　このような私のキャリアを友人は「ローラーコースター」とよびます．最近は言われなくなりましたが，若い頃はよく上司や先輩から「糸の切れた凧」「根なし草」と言われ，「出る杭は打たれる」とのアドバイスを受け，実際に多く

のパワハラも受けました．しかし，今，振り返ってみると，「糸の切れた凧」は自由に空を飛べますし，「根なし草」はどこでも育ち，「出過ぎた杭」は「打たれない」か「抜かれる」ことがわかりました．抜かれることで，別の世界に足を踏み入れ，自分の好きな道や見知らぬ世界を歩むこともできました．

　グローバルに見ると，このような私の生き方は決して珍しくも奇異でもありません．世界にはさまざまな人が多様な生き方をしていて，NGO，大学，国際機関，民間企業などを転々としたり，行き来したりしています．むしろ，同じ職場で一生働く方が珍しいでしょう．さらに，グローバルヘルスの世界はとても広大で，課題やニーズが多く，アプローチや解決方法も多様です．医療以外にも，政治・経済・金融・教育・環境・コミュニケーション・物流などさまざまなアプローチを必要とし，社会学，人類学，国際法，知的所有権，情報管理，ロジスティクスなど，多様な知識・経験が求められることもあります．

　ですからこの本では，いわゆるヘルス（保健・医療・看護・薬事など）だけでなく，さまざまな専門がグローバルヘルスでは求められていることを示し，どんなアプローチがあるのか，どのような人材が求められているのか，などについて説明します．この分野で働きたいと思っている人には，具体的にどんな活躍の場があり，そこで働くにはどのような資格，経験が必要なのか，などについて解説します．すでにこの分野で働いている人には，今後のキャリアパス，ライフデザインをどのように描いていったらよいか，ワーク・ライフ・バランスをどのように考えていったらよいか，などについて述べます．

　グローバルヘルスのキャリアパスについて書かれた本はいくつかありますが，本書は日本国内やインターネットなどで容易に得られる情報は省略または参考程度に示し，私やグローバルに活躍する友人・知人の実体験や知識から，リアルで役立つ情報を集め，詰め込みました．

　本書は以下のように，8つの章で構成されています．

　1章では，グローバルヘルスが生まれた背景や課題を含めて，グローバルヘルスとは何かについて記します．

　2章では，グローバルヘルスの課題を解決する方法やアプローチについて，歴史的変遷も含めて解説しました．

　グローバルヘルスを学んだことのある方は，1章と2章は読み飛ばしてくだ

さって結構です．

　3章では，グローバルヘルスを動かしているアクター・担い手について，特に誰が資金を提供し，誰がその使い方や配分を決め，誰が現場で実施しているのかを示しました．

　4章では，その具体的なアクターとして，国連機関，政府援助機関，民間セクター，NGOなどから主要なものをご紹介します．日本ではあまり知られていなくとも，世界や現場では多大な貢献をしている組織をご紹介します．

　5章では，グローバルヘルスで求められる人材とはどのようなものか，その資格や能力，コンピテンシーなどについて説明します．

　6章では，キャリアパス，またはライフデザインの作り方について，基本的な考え方や重要なポイントをお伝えします．特に，人生の節目でどのようなコンパスを使って方向性を決めればよいか，きっと皆さんに役立つと思います．

　7章では，実際にグローバルヘルスで働くために，初めの一歩をどう踏み出すか，中堅どころの自分の磨き方，管理職や幹部の目指し方などについて記します．

　8章では，グローバルヘルスに従事する上で重要なワーク・ライフ・バランス，人生になくてはならない6つの要素とそのバランスなどについて説明します．世界に貢献しながらも，自らの人生も豊かに楽しくするにはどうしたらよいか，お話ししたいと思います．

　本文に入る前に，アップル創業者のスティーブ・ジョブズが，生前に米スタンフォード大学の卒業式で行ったスピーチの一部を記しておきます．

仕事はあなたの人生の大きな部分を占めることになる．
だから，あなたが心から満足するには，自分が素晴らしいと信じる仕事をするしかない．
そして，素晴らしい仕事をするには自分の愛する仕事をするしかない．
それがまだ見つかっていないならば，それを探し続けることだ．妥協してはいけない．
―スティーブ・ジョブズ

著者　　國井　修

目　次

chapter 5　グローバルヘルスで求められる人材とは

chapter 6 キャリアパス・ライフデザインの作り方 *135*

グローバルヘルスとは？

グローバルヘルスが生まれた背景

　グローバルヘルスは，当然ながら世界のグローバル化によって生まれました．

　人類の歴史は感染症との闘いともいわれています．ヒトやモノの世界的移動によって，局地的に流行 endemic していた感染症が世界中に拡散して，各地で流行 epidemic や世界的流行 pandemic を起こすようになりました．

　特に，15〜17 世紀の大航海時代以降，西欧諸国はその勢力とキリスト教の影響力を世界に拡大し，アジア，アフリカ，アメリカ大陸での植民地化を加速させました．その時代，植民地に流行していた病気から現地で統治や交易・軍事などにかかわる西欧人を守る，または現地の人々に治療や予防を施すための医療を「植民地医療」「帝国医療」「宣教医療」などと呼んでいます．宣教目的であってもなくても，キリスト教精神に基づいて，恵まれない人々に保健医療サービスを提供する「宣教医療」は，現在に至っても世界各地で重要な役割を果たしています．

　近代医学が発達し，これらの熱帯地域で流行している疾患をより科学的に調査・研究し，その診断・治療・予防法を見いだそうとしたのが「熱帯医学 tropical medicine」です．現在でも，ロンドン大学や長崎大学など，これを標榜する大学・研究所や学会・学術雑誌があります．

　さらに，19 世紀後半以降，国際貿易が活発になってくると，コレラの pandemic などが発生し，国境を越えて国と国とが協力し合う必要性が出てきました．このため，1851 年には世界で初めて，主要国が集まって情報を交換し，解決法を議論するための国際衛生会議が開催されました．1892 年には国際衛生条約も成立し，1907 年には公衆衛生国際事務局が設置され，第 2 次世界大戦後の 1948 年，国連の専門機関として世界保健機関（WHO）が創設されました．

　このように，世界の保健課題の解決に向けた国際連携・協力が進み，この流れの中で世界の人々の健康課題やその格差などを明らかにし，さまざまなアプ

ローチを駆使してその解決方法を探る「国際保健 international health」が学問，そして実践として発展してきました．インターナショナル inter-national とは，国 nation と国 nation をつなぐといった概念です．

　さまざまな国の人々の健康状態やその保健医療状況を，平均余命や 5 歳未満死亡率，予防接種率や人口あたり医師数などで見ると，そこには大きな南北格差，つまり高所得国と低中所得国の間の違いがあります．これを是正するため，「国際保健」では高所得国から低中所得国への保健分野での開発援助（DAH）がとても重要になります．

　国際保健とともに，グローバルヘルスと深い関係にあるのが「公衆衛生public health」です．これは 19 世紀後半にイギリスでジョン・スノウやエドウィン・チャドウィックなどの活躍により次第に体系化されていった学問および実践領域で，患者個人に対する病気の診断や治療に重点を置く「臨床医学」に対して，「公衆衛生」は多くの人々（人口集団）に対する病気の予防や死亡の低減，健康の増進に重点を置いています．「公衆（すべての人々）の生（命や健康）を衛（まも）る」ということで日本語では「公衆衛生」とよばれますが，近年ではよりダイナミックでグローバルな響きをもつ「パブリックヘルス」という用語を好んで使う人も増えています．

　「国際保健学」は，日本国内外の公衆衛生大学院 school of public health で学問として発展し，教えられ，また，医療系大学の公衆衛生学の講義の一部として組み込まれていることが多いため，その一部とみられることもあります．しかし，従来の公衆衛生学とは，低中所得国で行き渡っていない診断・治療の普及やその質的向上といった臨床医学のアプローチや，異なった文化・習慣の中で効果的な疾病対策を進めるための医療人類学さらに開発や国際協力，ガバナンスなど幅広い学問・専門性も包含する点が異なっていました．

　そんな中，2000 年以降，世界では「international health」に加えて，「global health」という用語が使われるようになりました．和訳ではともに「国際保健（学）」と訳されることも多いのですが，国際的には international より global をあえて使用するようになったのはなぜでしょうか．

　1 つ目は，グローバリゼーションのさらなる高まりなどによって，世界の健康課題も解決方法もグローバル化したことです．新型コロナウイルス感染症流行が示すとおり，新たな感染症（新興感染症）の脅威は低中所得国のみならず，高所得国にも多大な影響を与えました．薬剤耐性菌などの問題は，むしろ中高

所得国で発生し，世界に拡散するものもあります．また，かつては高所得国で多かった生活習慣病・慢性疾患は，現在，低中所得国で急増しています．

　2つ目に，健康格差は低所得国と高所得国の間だけでなく，近年では高中所得国の国内でも広がっています．人の移動，移民・難民の増加などで，高所得国の中にもさまざまな人種・民族が住み，異なる文化・宗教をもち，グローバルな視点で保健医療を考える必要も出てきました．健康のみならず，そこには貧困やジェンダー，教育などさまざまな要素，さらに差別・偏見など人権の問題も絡んで複雑化しています．

　3つ目として，大気汚染，海洋汚染，地球温暖化などの地球規模課題，それに伴う健康問題は，北から南への援助，また，「国際 inter-national 協力」で強調される国（政府）と国（政府）との協力だけでは解決が困難となりました．高所得国も含め，各国が自分ごととして解決方法を模索し努力する必要性があり，政府のみならず，市民社会組織，民間企業，研究機関などの多様なアクター（担い手）の参加が必要になりました．

　このような背景から，「熱帯医学」も「国際保健医療 international health」も包括する新たな学問，そして実践領域として「グローバルヘルス」という用語が最近使われるようになりました．

グローバルヘルスの課題

　世界の平均余命は 1800 年は 32 歳，1950 年は 48 歳，2012 年は 70 歳と伸びてきましたが，一方で，世界における平均余命の国家間格差は，**図 1** のように広がってきています．現在のグローバルヘルスの課題は何かというと，以下のとおり，観点によって少し異なります．

A 死亡数から見た重要課題

　世界ではどのような疾病で，どのくらいの人が死亡しているのでしょう．

　図 2 は，WHO がまとめた早期死亡の死因別死亡数のトップ 10 です．70 歳以前の死亡を「早期死亡 premature death」と定義していますが，その数は世界で 5,540 万人（2019 年）で，死因第 1 位は虚血性心疾患 890 万人，次いで脳卒中，慢性閉塞性肺疾患，下気道感染症，新生児障害と続きます．新型コロナウイルス感染症によって 2020 年の 1 年間に世界で約 180 万人が死亡し

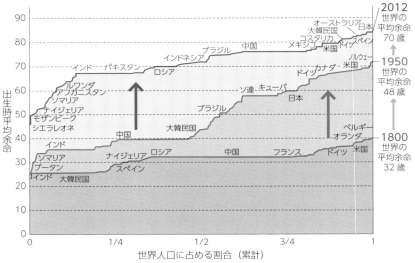

図1 世界の平均余命の変化と格差（1800年，1950年，2012年）

平均余命の伸長に従ってX軸上に国を並べた．全ての国名を表示してはいないが，この図にはほぼ全ての国のデータが示されている．

（Our World in Data. https://ourworldindata.org/life-expectancy）

ましたが，世界にはそれ以上に死を招く傷病があります．

　2000年と2019年の死亡数の変化を見ると，慢性疾患は増加，感染症や新生児障害は減少しています．

　ただし，これは高所得国を含む世界全体の統計で，低所得国だけを見ると**図3**のように，いまだに新生児障害や感染症による死亡が多く，トップ10のうち半数以上がマラリア，結核，エイズを含む感染症となっています．2000年と2019年を比べると感染症による死亡は顕著に減少していますが，それでもなお，予防や治療ができる感染症で多くの人が死亡しています．

B 疾病負荷から見た重要課題

　健康課題の重要性は死亡数だけでは判断できません．そもそも人間の死亡率は100%ですが，子どもと高齢者の死亡を比べると，同じ死でも家族や社会へのインパクトは異なります．また，死に至らなくとも，ポリオ（脊髄性小児

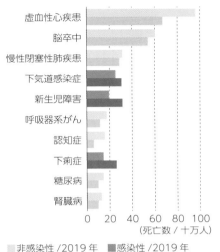
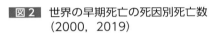
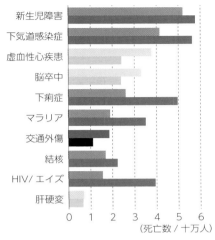

図2 世界の早期死亡の死因別死亡数（2000, 2019）

（WHO Global Health Estimates 2000&2019. より作成）

図3 低所得国の早期死亡の死因別死亡数（2000, 2019）

（WHO Global Health Estimates. Note: World Bank 2020 income classification. より作成）

麻痺）によって片足が麻痺した人，うつ病になり仕事も人との付き合いもできなくなった人，ハンセン病などで社会から差別されてきた人などの苦しみは，時に死よりもつらいといいます．死亡だけでなく，傷病の発生，生活への障害や後遺症なども健康課題を考える上では重要です．

　そこで登場するのが「疾病負荷 disease burden」です．これは，ある傷病を患った場合，70歳よりも何歳早く死亡するのか，その傷病によって痛みや障害，後遺症などを被った場合，それがどの程度で，何年分の健康的な生活を失うのかなどを考慮して数値化したものです．つまり，傷病による死亡，罹患，障害などで失われた時間を総合的に計算した指標ともいえます．

　表1は世界の疾病負荷のトップ15位の変化を示したものです．1990年に比べて主要感染症のランクが下がり，栄養不良はトップ15位から外れ，その代わり，生活習慣病，慢性疾患，中では慢性疼痛である腰背部痛がランクインしています．仕事や生活習慣の変化などにより，世界では腰背部痛の発生頻度が増えてきており，死亡に至らなくとも長期間，苦痛や支障をきたすことから，

表1 世界の死因別疾病負荷の変化（1990，2019 年）

	1990 年	2019 年
1	新生児障害	新生児障害
2	下気道感染症	虚血性心疾患
3	下痢症	脳卒中
4	虚血性心疾患	下気道感染症
5	脳卒中	下痢症
6	先天性奇形	慢性閉塞性肺疾患
7	結核	交通傷害
8	交通傷害	糖尿病
9	麻疹	腰背部痛
10	マラリア	先天性奇形
11	慢性閉塞性肺疾患	HIV/ エイズ
12	栄養不良（PEM）	結核
13	腰背部痛	うつ病
14	自傷	マラリア
15	肝硬変	頭痛

■ 感染症・母子・栄養関連
□ 非感染性疾患
■ 外傷

（IHME：Global Burden of Diseases Study 2019. より作成）

疾病負荷としては大きいようです．

　ただし，このようなランキングで上位に入っていない傷病は重要ではないというわけではありません．たとえば，トラコーマ（顆粒性結膜炎，エジプト眼炎）は目の炎症を起こしてまぶたが腫れ，約5％の人が視覚障害や失明に至る感染症です．気温が高く乾燥した地域で，不衛生な状況下，手や顔を洗う水が不足するために，子どもが眼を手でこすり，またその手で触った衣服やタオル，目や手に止まったハエなどによって感染が広がります．2019 年には推計 1.4 億人に感染リスクがあり，250 万人が失明し，予防可能な失明の原因としては世界トップです．きれいな水の供給や手洗いなどの衛生習慣によって失明を予防でき，抗菌薬によって治療できるので，国によっては優先課題として対策を行うべきでしょう．

　このように，傷病の重要性は死亡数や疾病負荷だけでなく，その傷病がもたらす社会的・経済的インパクト，予防や治療を含む対策の有無，そのための費用などを考慮することが必要で，その上で，各国や世界での対策の優先順位を決めていくことが大切です．

将来世界に迫りくる健康危機や，過去に存在しながら現在も人類にとって脅威となっている健康課題があり，WHO は毎年「グローバルヘルスにおける 10 大脅威」として発表しています．

新型コロナ発生前の 2019 年に発表されたものは以下のとおりです．

1）HIV/エイズのパンデミック

これまで世界で 7,000 万人以上が HIV に感染し，うち 5 割が死亡しています．近年，効果的な治療薬や予防の普及などにより，死者数や感染者数は減少傾向にありますが，アフリカの思春期の女子や若い女性などの特定の人口集団，また，一部の地域では，依然として感染者数が増加し，死者数がなかなか減少していません．

2）インフルエンザ・パンデミック

インフルエンザは頻繁に変異を起こすため，毎年のように世界各地で流行し，数十年に一度は，大きな変異を起こして世界的流行（パンデミック）を引き起こす可能性があります．100ヵ国以上でその早期発見・警報のためのモニタリングや準備がなされていますが，実際に発生した場合，新型コロナ以上の感染力と致死力をもつ可能性もあり，世界的に懸念されています．

3）デング熱の流行

蚊が媒介して流行するデング熱の発生率は 1960～2010 年の間で 30 倍に増加しており，現在，推計で年間約 4 億人が感染し，1 億人近くが重症化しています．流行地域も拡大し，現在，約 130ヵ国で流行しており，この背景として，地球温暖化による蚊の生息域の拡大，生息期間の延長，都市化，海外渡航の増加などが挙げられています．

4）エボラ熱など脅威となる感染症の流行

エボラ熱，ジカウイルス感染症，MERS，SARS，COVID-19 など，新たな感染症（新興感染症）がほぼ毎年のように世界のどこかで発生し，時にパンデミックを引き起こしています．新型コロナパンデミックが示すとおり，新興感染症は今後も，高所得国でも大流行し，社会・経済に大打撃を与える可能性があります．さらに，干ばつなどの自然災害が頻発し，紛争・政治不安などの危機的状況が継続する「脆弱国 fragile state」や低中所得国では流行しても対策が遅れ，ワクチンや治療薬などが開発されても，その配分や配布などに大きな格

差が生じることも示されました.

5）ワクチン接種に対する忌避

ワクチン接種は多くの疾病の発生や重症化を予防し，年間推定 200〜300 万人の死亡を減らしており，もっと普及させることで，さらに 150 万人の命を救える可能性があります．しかし，世界にはワクチン接種は有害である，不妊になるといったデマや誤情報が拡散するなどして，接種をためらったり，忌避したりする人々が，国の所得レベルに関係なく，相当数います．新型コロナでも，欧米を含め，多くの国でワクチン忌避が大きな障壁となりました．

6）薬剤耐性（AMR）

薬剤耐性とは，細菌やウイルスなどの病原体が，それまで効いていた薬（抗菌薬）に抵抗力をもつようになり，病気が治りにくい，または治らなくなることをいいます．抗菌薬の頻繁または不適切な使用などによって起こります．低中所得国では，流通している医薬品の 10〜30％が偽物と報告されており，偽造医薬品による治療も薬剤耐性を引き起こす原因となっています．薬剤耐性による感染症が流行すると，治療の失敗，治療費の増加，死亡率の増加につながります．

現在，世界で発生している薬剤耐性の 3 分の 1 は結核によるもので，その罹患者は推定で年間 48 万人以上，そのうち約半数が治療に失敗しています．

このままでいくと，薬剤耐性菌による死亡数は増加し，2050 年頃には世界で年間 1,000 万人が薬剤耐性による感染症で死亡するといわれています．

7）基礎的な保健医療サービスの不足

現在でも，基礎的な保健医療サービスを受けられない人が世界人口の約半数，35 億人もいるといわれています．そこには，近くに医療施設がないなどの物理的バリア，病気になっても放置しておくなどの社会慣習的バリア，医療費の自己負担が高いなどの経済的バリアがあります．これらを改善して，世界の全ての人に基礎的な保健医療サービスを届けることを「ユニバーサル・ヘルス・カバレッジ（UHC）」といい，この達成は国際開発目標の 1 つとなっています．特に，日本政府や WHO はこの推進を強く支援しています．

8）災害・紛争が頻発する地域の健康問題

脆弱国を含めて，世界には必要な保健医療サービスを得られていない人が少なくとも 16 億人，つまり世界人口の 4 分の 1 もいます．そのような国々では，「持続可能な開発目標（SDGs）」の主要な目標の半分も達成される見込みがな

い状況にあります.

9) 非感染性疾患

肥満, 糖尿病, がん, 心疾患などの非感染性疾患により, 30～69歳の間に早期死亡する人は世界で推計1,500万人, うち85%以上は低中所得国で発生しています. その主要因は, 喫煙, 運動不足, アルコール摂取, 食事, 大気汚染で, 15～19歳の死亡原因の3位は自殺となっています.

これらの対策には, 食習慣や飲酒などの生活習慣の是正が基本的なアプローチとなるため, 各国の社会・文化・経済などの背景・要因を十分理解した上での多面的なアプローチ, そして農業, 食糧, 貿易を含めたグローバルな取り組みが必要です.

10) 大気汚染と気候変動

薪などを使った調理などで生じる煙, 工場からの煙, 車の排気ガス, 野焼きで生じる煙などの汚染された空気を毎日吸っている人は, 世界の9割ともいわれます. これらの汚染物質は微粒のため肺の奥まで達し, 肺のみならず, 心臓・脳にまで影響を与え, これによりがんや脳血管・呼吸器障害を引き起こします. これが原因で, 世界では推計年間700万人が死亡し, その多くが低中所得国で発生しているといわれています.

石油や石炭といった化石燃料の燃焼などによって排出される二酸化炭素は, 地球温暖化, 気候変動の最大の原因ともなっていますが, この気候変動は干ばつ・洪水といった自然災害, 食糧・栄養・水不足などを引き起こし, マラリアやデング熱などを媒介する蚊などの病原動物の棲息地を拡大しています. このような気候変動がもたらす健康影響は, 2030～2050年の間に, 毎年推計25万人の追加死亡をもたらすといわれています.

D 今後10年間のグローバルヘルスにおける10大脅威 (2020年)

WHOが2020年2月に発表した「今後10年間のグローバルヘルスにおける10大脅威」は以下のとおりです. Cの10項目と異なる, または違った表現をしているものは下線で示しますが, 新型コロナパンデミックによって懸念や脅威が高まったものが含まれています.

　①感染症流行
　②新たな感染症危機への準備
　③紛争や危機的状況下での保健医療サービスの欠如

④気候変動に伴う健康問題

⑤不公平な保健医療サービス提供（高所得国と低所得国の間にはいまだに平均余命で 18 年の差があるが，近年では高中所得国でも国内の健康格差が拡大し，公平に保健医療サービスが提供されていない）

⑥予防・治療薬へのアクセス（世界には必須医薬品であるワクチンや治療薬が入手できない人口が 3 分の 1 もいる）

⑦健康を害する食事（砂糖，脂肪，塩分など食事や栄養によって疾病が増加している）

⑧保健医療従事者の不足（2030 年には低中所得国を中心に推計 1,800 万人の医療従事者が不足する）

⑨若者の健康問題（交通事故や自殺，暴力や疾病により，10 代の若者が毎年 100 万人死亡している）

⑩保健医療への不信（誤情報やフェイクニュースがソーシャルメディアで拡散するなどして，ワクチンを含む予防手段や治療薬などを拒む人が増えている）

E 世界共通の開発目標で設定された課題

　上述のとおり，世界にはさまざまな健康課題がありますが，特に重要な課題については，国際社会が共通の目標を決めて国際連携・協力を進めてきました．過去には天然痘の撲滅，ポリオの根絶などがそうでしたが，2000 年以降は保健分野だけでなく，貧困削減や教育などの地球規模課題について一緒に目標を設定して，国際社会が連携・協力してきました．それが以下の 2 つです．

1）ミレニアム開発目標で設定された健康課題

　2000 年 9 月に開催された国連ミレニアム・サミットで採択された国連ミレニアム宣言と 1990 年代に採択されたさまざまな国際目標を統合して共通の枠組みを作り，世界共通の開発目標として合意したものがミレニアム開発目標（MDGs）です．2015 年を達成期限として 8 つの目標が設定され，うち以下の3 つが保健分野のものでした．当時，国際社会がいかに健康問題を世界の重要課題と認識していたかがわかります．

　目標 4　子どもの死亡を減らす
　目標 5　妊娠・出産する女性の健康状態を改善させる
　目標 6　HIV/ エイズ，マラリア，そのほかの感染症の拡大を阻止する

2) 持続可能な開発目標で設定された健康課題

　MDGs の取り組みにより世界の貧困削減，社会開発は大きく進展しましたが，環境問題や地球温暖化を含め，開発という視点，また，高所得国から低中所得国への援助では解決のつかないグローバルな課題が顕在化また深刻化してきました．また，たとえば保健分野の問題も地球環境や社会の問題と密接につながっており，さまざまなセクターが連携・協力してグローバルに解決に向けた努力をする必要性も指摘されました．

　持続可能な開発目標（SDGs）は，MDGs の残された課題に加えて，経済・社会・環境の 3 つの側面から，また，その解決に向けて選ばれた重要課題で，低中所得国も高所得国も，また，政府や国際機関だけでなく，地方自治体や市民社会組織，企業なども含めて，全人類が参加して達成すべき目標として作られ，2015 年 9 月の国連サミットで合意されました．

　最終的に 21 の目標が掲げられ，健康課題はその中の 1 つ，目標 3「すべての人に健康と福祉を」で，その中に 11 の健康課題・テーマがターゲットと共に設定されました．

　詳細はインターネット（https://japan-who.or.jp/about/sdgs-who など）で容易に調べられますので，ここでは割愛します．

F　各国・地域の課題，自分にとっての課題

　上述のように，グローバルヘルスにはさまざまな課題や目標があります．しかし，皆さんがある国や地域で活動するときには，これらのグローバルな優先課題を頭に置きつつも，その国・地域の実情をしっかり観察・分析しながら，自分の頭でその国の課題とニーズを考えてみてください．

　各国でさまざまな情報収集がなされていますが，地域別，男女別，年齢別，収入別などの詳細な分析データがなく，取り残されている人がどこにいるのかが見えないことがあります．データ収集・分析はとても重要です．一方，数字だけで見えないものもあるので，質的調査などを使って見える化する必要もあります．

　地域保健システムがしっかりしている国では「地域診断」として，現場の保健師やヘルスワーカーなどが地域の健康・保健医療問題を抽出して，その原因や要因を探り，解決方法を話し合うこともあります．地域ごとに健康問題やその原因・要因が異なることもあり，課題がわかったからといってすぐに解決で

きるわけではありません．人々の声に耳を傾け，人々の生活・地域の文化・習慣などをしっかり観察し，どのような健康問題があるのか，それに対して人々がどのような知識・意識・態度をもち，行動をするのか，などを知ることで，地域の課題やそれを引き起こしている原因・誘因，そして解決方法などが少しずつ見えてくることがあります．

　また，グローバルヘルスを志す人には，自分にとっての関心事や問題意識，興味のある課題やテーマがあれば，それを大切にしてほしいと思います．

　たとえば私にとっては，それは学生時代に見聞きしてショックを受けたインドシナの難民問題やアフリカの飢餓問題であり，その後，途上国の現場でまざまざと見せつけられた，感染症による子どもやお母さんの死亡でした．自分の中で，緊急援助，母子保健，感染症対策は大きなテーマとなり，これらに人生を賭けたいと思うようになりました．

　以前，「日本にもさまざまな問題があるのに，なぜ海外にいくの？」といった質問をぶつけられることがよくありました．初めの頃は自分でもよくわからなかったのですが，今ならすぐ答えられます．「やりたいから」です．

　この質問は「日本は少子高齢化で，高齢者が多くの問題を抱えているのに，なぜ医師として小児科を選んだのか？」と同じように私には聞こえます．世界にはさまざまな課題があるので，限られた予算の中で優先順位づけは必要です．しかし，個々人が限られた人生の時間の中で，どのような課題に立ち向かうか，何を優先するかは自分自身が決めることで，そこには，問題意識，自分の心に訴えかける，情熱ややる気を起こさせるものの存在が重要です．それがグローバルヘルスへの関心をさらに深め，自分を突き動かす原動力にもなりますし，後述する通り，自分のライフデザインを描く際の決め手ともなっていきます．

　まだそのようなテーマや問題意識をもっていない方は，本やインターネット，各種セミナーなどを通じて学び，実際にグローバルヘルスで活躍する人の話を聞き，現場を訪れて自分の目で探してみてください．

グローバルヘルスの課題を解決する方法・アプローチ

　グローバルヘルスには1章で述べたとおり，さまざまな課題がありますが，これらの解決に向けた方法やアプローチも多種多様です．本章ではそれらについて説明します．

歴史的潮流

　まずは，歴史的にどのようなグローバルヘルスの課題が注目され，その解決のためにいかなる国際社会の努力がなされてきたのかを見てみましょう．

　感染症が猛威を振るい，その対策のために国際協力の必要性が叫ばれた20世紀前半には，感染を防ぎ，死亡を減らすための疾病対策が主流でした．WHO創設2年後，1950年の世界保健総会に発表された年次報告書は，マラリア・結核・性感染症に対する対策，ペスト・コレラ・チフス・黄熱病・ビルハルツ住血吸虫症・フィラリア症・リューシュマニア症・トリパノゾーマ症・ポリオ・インフルエンザ・天然痘などの感染症に対する研究・開発など，感染症対策のオンパレードでした．それも，現在では高所得国といわれる西欧の国々に対する感染症対策も議論の対象でした．

　特定の疾病に焦点を当て，その死亡や罹患を抑えるための集中的な対策を行うことを「垂直アプローチ」ともよびます．世界や国が定めた疾病対策の政策・戦略・ガイドラインなどに基づいて，トップダウンで資源を動員して実施します．典型的な例は1958年に始まった天然痘の世界根絶計画で，徹底的なサーベイランスと予防接種を行った結果，1950年代の感染者数（年間推計約2,000万人）と死亡数（約400万人）は，1978年以降は両方ともゼロになりました．この成功例に倣って，麻疹，ポリオ，マラリアなどに対する世界根絶（または排除）計画も進められ，これまで国際的な努力がなされています．

　このような垂直アプローチは，その疾病だけを見れば効果があるのですが，それ以外の病気で苦しむ人々にはあまり裨益せず，多くの場合，なおざりにさ

れることもあります．さまざまな健康問題を抱える人々のニーズに応えるためには，どうしたらいいのでしょうか．

そこで登場したのが「プライマリ・ヘルス・ケア（PHC）」です．1978年に旧ソ連のカザフ共和国の首都アルマ・アタでWHOとユニセフが国際会議を共催し，PHCの重要性とその普及を説いた「アルマ・アタ宣言」が採択されました．健康を「身体的・精神的・社会的に完全に良好な状態であり，単に疾病のない状態や病弱でないことではない」と定義し，「健康は基本的人権の一つであり，可能な限り高度な健康水準を達成することは最も重要な世界全体の社会目標である．その実現には保健分野のみならず，他の多くの社会的・経済的セクターからのアクションが必要である」と強調しました．また，「人々の健康に関してとりわけ高所得国と低中所得国の間に存在する大きな不公平は国内での不公平と同様に政治的，社会的，経済的に容認できないもの」と指摘し，「「新国際経済秩序」に基づいた経済・社会開発は全ての人々の健康（Health For All）を可能な限り達成し，高所得国と低中所得国間の健康状態の格差を縮小するために基本的な重要事項である」としました．「西暦2000年までに世界中のすべての人々を健康にHealth For All by the Year 2000」のスローガンとともに，PHCはこの目標達成の鍵となりました．

この概念は多くの人々に歓迎そして支持されたのですが，一方で，理想的だが現実的ではない，実現のための資金も人材も足りない，との批判も受けました．そこで登場したのが，ウォルシュとウォーレンによって提唱された「選択的PHC selective PHC」です．彼らはアルマ・アタ宣言で唱えられたPHCを「包括的PHC comprehensive PHC」とよび，これを達成するには長い年月がかかり，2000年までの達成は困難であるため，エビデンスに基づいた効果的な介入やターゲットを絞ってPHCを推進すべきだと主張しました．

これを具体的に実践したのがユニセフです．1983年にはGOBI，すなわち成長記録 growth monitoring，経口補水療法 oral rehydration therapy，母乳栄養 breast feeding，予防接種 immunizationといった，子どもの死亡低減に効果的な介入パッケージを示し，これを世界中に普及させていきました．

私がユニセフに入った時に，国連機関を揶揄する寸言の中に，「ユニセフは何も知らないが，何でもできる」というのがあると聞きました．当時ユニセフの事務局長を務めたジェームズ・グラントは「命を救う方法を知っているのに何もしないのは，命を奪う側にいるのと同じことだ」と述べ，理屈や理想を語

るだけでなく，具体的な方法として「選択的 PHC」を実践しました．彼の精神は，現在のユニセフにも組織文化として染み込んでいるようです．

　ちなみに，この揶揄は「A は何でも知っているが，何もできない」「B は何も知らず，何もできない」と続きます．この A と B にはある国連機関の名前が入り，そこに所属するスタッフも自虐的に話しているのを聞いたことがあります．国連職員の間では有名ですが，ここでは名前は伏せておき，皆さんのご想像にお任せします．

　さて，話を元に戻しますが，世界銀行も 1993 年に「人々の健康に対する投資」と銘打った世界開発報告を発表し，実質的に「選択的 PHC」を支持しました．この報告書では，GOBI のような費用対効果の高い保健医療サービスを紹介し，エビデンスに基づいて，限られた予算を効果的に投資することの重要性を強調しています．この報告書は，1 章で述べた「疾病負荷」を紹介し，どのくらいの予算をかけて，どのようなサービスを普及させれば，どのくらいの疾病負荷を軽減することができるのかを数値で示して，保健と経済を結びつけた画期的なものでもありました．また，この報告書の価値は，保健への支出は未来への投資でもあると位置づけた点にもあります．ちなみに，マイクロソフトの創業者ビル・ゲイツ氏はこの報告書を何度も読み，触発されて，後にビル＆メリンダ・ゲイツ財団（BMGF）を作ったといわれています．

　さて，PHC は包括的にせよ選択的にせよ，地域の健康課題を横断的に考えて，総合的なアプローチを取ろうとするため，疾病対策の「垂直アプローチ」に対して，「水平アプローチ」とよばれています．

　水平アプローチが主流になるかと思いきや，1990 年後半になると，HIV/エイズが世界で大流行しました．治療薬なしでは死亡率はほぼ 100％で，HIV との診断はそのまま死亡宣告でもありました．特に，アフリカでは人口の半分近くが HIV に感染する地域まで現れ，医療従事者や学校の教員，農業従事者などが次々に死亡し，それによる遺児も急増し，全てのセクターに甚大な影響を与え始めました．死亡率を顕著に低減させる抗レトロウイルス療法（ART），特にカクテル療法とよばれる多剤併用療法が 1996 年に開発されましたが，当時，1 人あたり日本円で年間 200 万円を超えるほどの高額で，低中所得国ではなかなか導入・普及できませんでした．

　ここで，感染者を含む当事者や市民社会組織が立ち上がり，貧困国であっても ART を含む，HIV の治療・ケア・予防サービスが届けられるよう，世界中

で政治家，製薬企業などへのロビー活動，抗議がなされました．グローバルヘルスにおいて市民社会組織やNGOの活躍は以前からありましたが，このHIVパンデミックを契機にますます活発になり，数も規模もそのネットワークも急増しました．

　HIVパンデミックにより，その重感染としての結核も多くの国で急増しました．さらにマラリアなどの古くからの感染症の再流行，エボラ熱など新たな感染症（新興感染症）も世界に脅威を与えるようになりました．こうして，PHCから再び感染症のための垂直アプローチに注目が集まりました．

　2000年以降，先進国首脳会議（G7/G8）や国連総会などのハイレベル会合でエイズを中心とする感染症問題が地球規模課題として取り上げられ，国際社会の中でグローバルヘルスにスポットライトが当たります．これに伴い，1章で述べたとおり，国際開発目標MDGsの8目標のうち3つが保健関連となり，2000年以降，保健分野への援助資金は，感染症対策，母子保健を中心に急増しました．これに伴い，特に感染症対策，母子保健を推進するアクター（担い手）も急増し，中にはそれらの連携・協調・パートナーシップを促進する組織も現れました．

　グローバルヘルス分野にも「神の見えざる手」が存在するのでしょうか．振り子が大きく右に振れると，また左に戻そうとの力が働くようです．このように感染症対策に注目が集まる中，垂直アプローチに偏り過ぎてはいけない，PHCや保健システム強化などの水平アプローチも重要だとの主張も強くなります．

　実をいうと，日本はこのようなグローバルヘルスの潮流作り，また，バランス作りに一役買っています．先進国首脳会議は，政治・経済，安全保障などを主要議題としますが，1998年のバーミンガムG8サミットでは，当時の橋本総理が寄生虫対策の重要性を主張しました．「橋本イニシアティブ」として，その後，日本は，タイ，ガーナ，ケニアなどを中心に寄生虫対策で大きな国際貢献をしています．2000年九州沖縄サミットでは，日本は議長国としてG8サミットで初めて，感染症を含む保健医療問題を主要議題としました．この問題解決のため，世界で「新たに革新的なパートナーシップを構築する」必要性を合意し，これが2002年のグローバルファンド創設につながりました．

　ただし，日本は感染症対策のみならず，人材育成を含む，保健システムやPHCの強化の重要性も同時に説いています．その後も議長国となった2008

年洞爺湖サミット，2016年伊勢志摩サミットでは，感染症対策，母子保健などとともに，保健システム強化やユニバーサル・ヘルス・カバレッジ（UHC）達成などでの国際協力のさらなる推進を主張し，グローバルヘルスのバランスを取ってきたといえます．相手国の自主性を尊重し，持続可能性に配慮する日本の政府開発援助（ODA）理念からも，国づくりのための人づくり，システムづくり，誰も取り残さないための政策・制度づくりを強調してきました．

　ちなみに，この垂直アプローチと水平アプローチは，最終的にどちらが大切というのではなく，両方をうまく組み合わせる必要があり，対角線アプローチ diagonal approach，T型アプローチ T-shaped approach などのよび方もされています．ただし，国際社会では，主要課題にフォーカスを絞って，戦略的に垂直アプローチを推進することを好む米国政府と，その重要性は認識しつつも，より包括的な課題解決を目指して横断アプローチの重要性を説くいくつかの欧州の資金提供国の間で議論は続いています．日本はそのバランスを図りながらも，現在は特に，UHC 達成に向けた保健外交に力を入れているようです．

　1章で述べた SDG 目標3に含まれる多くのターゲットの橋渡しをするターゲット 3.8 に UHC がありますが，これを提案し各国を説得したのは日本です．WHO のテドロス事務局長もこの UHC の重要性を支持していますが，それには彼自身，地域保健 community health で博士号を取得し，エチオピアの保健大臣時代には，グローバルファンドの資金を三大感染症の垂直アプローチだけでなく，地域保健ワーカーの育成など横断アプローチに活用し，この対角線または T型アプローチを実践してきた背景があります．WHO 本部のさまざまな部署や地域事務所・国事務所を UHC によって有機的につなげようとの試みを行い，2019〜2023年の間の WHO の数値目標として「10億人が UHC の恩恵を受ける」「10億人が健康の緊急事態から守られる」「10億人がより良い健康と福祉を享受できる」という「3つの10億のターゲット triple billion targets」を掲げました．

　一方で，過去には 1995年に日本で発生した地下鉄サリン事件や，2001年に米国で発生した同時多発テロと炭疽菌の郵送事件などがあり，化学剤 chemical，生物剤 biological，核 radiological，放射性物質 nuclear の頭文字を合わせた CBRN 災害，そして新興・再興感染症を，世界の人々の健康を脅かす健康危機として総合的にとらえて，国際連携・協力を推進する動きが現れました．2001年に発足した「世界健康安全保障イニシアティブ（GHSI）」です．

日本，米国，英国など参加国の保健担当大臣会合に加えて，各分野の専門家を集めたワーキンググループを作り，健康安全保障に関する情報交換や対策強化に向けた国際連携を進めてきました．

そんな中で到来したのが新型コロナパンデミックです．これを巡る各国の対応，世界の連携協力，特にワクチン分配などに関して，多くの教訓が与えられました．高所得国自体も大打撃を受け，世界健康安全保障がいかに重要なものであったか，生半可な議論，机上の準備だけではいかに対応できないものであるかが，判明しました．

2021年には，COVID-19収束に向けた国際協力とともに，将来の新たな「パンデミックへの備えと対応（PPR）」に対する国際協力・協調のための枠組み，資金プール，ガバナンスなどがG7，G20，そのほかのハイレベル会合で議論されました．

グローバルヘルスの振り子は，また垂直アプローチ重視にシフトしていくのでしょうか．または，PPRを含め，多種多様な課題がひしめく中，やはり保健システム強化，UHCが重要だと水平アプローチも支持されるのでしょうか．

解決に向けたアプローチ

より具体的に，グローバルヘルスの課題を解決するアプローチ・方法を見ていきましょう．読者の皆さんは，どんなものが自分に向いているのか，考えながら読み進めてみてください．

A 臨床（患者さんの治療・ケア）

病気になっても，保健医療サービスが受けられない人が世界には36億人，世界人口のほぼ半数いるといわれています．その医療に恵まれない人々へ診断・治療・ケアを提供することは重要です．

私が若い頃に夢描いていたように，皆さんの中には医師や看護師，薬剤師，栄養士，理学療法士，心理療法士などの資格を取って，直接，低中所得国で患者さんに医療サービスを届けたいと考える人もいるでしょう．それは現在でも行うことは，不可能ではありません．

ただし，そのためには，現地のニーズを満たすことのできる技術を磨き，そのようなサービスを提供できる組織を通じて，または自分で創設して，そのよ

うな支援を受け入れてくれる国で働く必要があります．知識や技術としては，単に日本で臨床の力を磨くだけでは不十分で，現地に蔓延する疾病，その合併症，疾病が起こるさまざまな要因や背景，特に人々の行動，文化・習慣などを理解し，その解決や対処に向けた技術・経験を磨くことが必要です．現地では限られたリソースの中で活動しなければならず，自分で考え，切り開かなければならないこともあります．

　そのような支援を行う組織としては，国境なき医師団（MSF）や国際赤十字委員会（ICRC）などの国際NGOがあります．また，探せば小規模，または現場のNGOや慈善病院などで，外国人の医療従事者・専門家を求めているところはたくさんあります．中には，自分でNGOを創設したり，現地の医療機関と直接交渉して医療活動をしている日本人もいます．日本の医師や看護師の免許では直接の診療行為ができない国も増えていますが，助言・指導・トレーニングは可能な国が多いので，そのような支援を行っている人も多くいます．

　長期ではなく，数日から数週間の災害緊急支援に参加する，年に1回くらい現地に行って，現地ではなかなか得られない医療（口唇裂・口蓋裂や白内障の手術など）を届けるといった短期でできる活動もあります．これなら日本の医療機関で働いていても，休暇を使ってグローバルヘルスに貢献することができます．もちろん，日本にはそのようなことに理解のない組織・機関も多いので，ボランティアや社会貢献の重要性を訴え，ボランティア休暇制度の導入などの努力が必要です．

　ただし，ボランティアで参加する際にも気をつけるべきことがあります．自己満足でなく，本当に現場のためになっているのかを常に問うことです．さらに，援助の原則「害を与えてはならない Do not harm」を守る必要があります．時に，緊急援助をすることで現地の紛争を悪化させる，援助を与えた人と与えられない人で格差を生む，手術の失敗や後遺症をフォローできずに苦痛を与えるなど，短期活動では「害」が見えないこともあるので注意が必要です．

B 地域での治療・ケア・予防

　病院や診療所で患者さんを待つだけでなく，積極的に地域に入り込んで，病気になっている人を早期発見し治療すること，病気にならないように予防や健康増進を推進することも重要です．これには，予防接種や栄養改善，マラリアやシャーガス病などを媒介する蚊やサシガメなどの病害動物を駆除するための

殺虫剤噴霧や住環境整備，薬剤処理済み蚊帳の配布，地域でのリハビリテーション，また，身体および精神障がい者のケア，女性への暴力の予防，HIV を含む疾病予防の啓発教育など，さまざまな活動があります．

　これには保健師や栄養士，理学療法士，心理療法士などの専門的な知識・経験を生かせます．さらにコミュニケーション，教育，水衛生，農業など，保健医療以外のアプローチも重要です．

　以前，私が外務省に勤務していた時，エイズパンデミックに対する日本の国際貢献を考えていました．ここで国際協力機構（JICA）や元大阪大学の中村安秀教授らと推進したのが，青年海外協力隊（JOCV）の中に，新たに「エイズ対策隊員」を作り，エイズに苦しむ国々の対策に貢献するというものでした．保健医療を超えて，エイズ対策につながる多様な専門や経験をもつ人を選びました．感染予防の知識・意識向上や行動変容，エイズ遺児のケアや教育，エイズによって貧困に陥った人々へ生活支援・雇用促進，HIV に感染しやすい女性の弱い立場を是正するためのライフスキル支援，エンパワメント強化など，派遣された隊員は現場で素晴らしい足跡を残しました．

　低中所得国にも，地域ヘルスワーカーや赤十字社・赤新月社の会員・支援者，お寺や教会など地域の宗教組織・施設，農業・漁業などの協同組合など，地域での保健活動に参加・協力してくれるさまざまなリソースがあります．私も，予防接種キャンペーンやマラリア対策のための蚊帳の配布，HIV 予防啓発など，さまざまな支援活動をする際に，常に地域の底力，パワーを感じていました．

　世界の人々は，それぞれの地域で暮らし，そこで病に倒れ，多くの場合，その地で生を閉じます．グローバルヘルスでは，常にこのローカル（地域）の視点を大切にし，地域の人々を中心に置いて考える必要があると私は思っています．地域の人々が何に苦しみ，なぜその問題が解決されずに存在するのか．その解決のため，どのようなアプローチが地域に必要なのか．そのために地域の人ができるポテンシャルは何なのか，そのポテンシャルを上げて，地域が問題解決を進めるために外部のわれわれに何ができるのか．

　グローバルに働きながらローカルの視点を忘れないために，私は以下の詩を時々思い出します．

　　人々の中へ Go to the people　晏陽初 Yen Yang Chu 作
　　人々の中へ行き

人々と共に住み
人々を愛し
人々から学びなさい
人々が知っていることから始め
人々が持っているものの上に築きなさい

しかし，本当にすぐれた指導者が仕事をしたときには
その仕事が完成したとき，人々はこう言うでしょう
「我々がこれをやったのだ」と

C 人材育成

「人づくりは国づくり」といい，人材は人財とも書いて「国の宝」ともいわれます．グローバルヘルスでは，地域のヘルスボランティアから，医療機関の医療従事者，中央政府で保健医療政策立案者まで，さまざまな保健医療人材を必要としています．

これらの人材育成には，大きく分けて，保健医療従事者になるための養成教育 pre-service education/training と，仕事に従事してから知識や技術を高めるための現職者教育 in-service training の 2 つがあります．

人材育成も奥が深く，ただ教えればよいわけではなく，どのように効率的・効果的に知識や技術を習得させるか，それによって実際にパフォーマンスが上がり成果につながったのか，などを検討しながら，よりよい育成方法を追求する必要があります．

また，先述の援助の原則「Do not harm」の観点から見て，人材育成が害になることがあります．「えっ，まさか」と思う人もいるかもしれません．たとえば，政府や国連機関，NGO などさまざまな援助団体が，町や村にたった 1 人しかいない助産師や保健師，地域ヘルスワーカーなどにさまざまな研修を行っていることがあります．参加者にとっては，日当が支払われ，食事なども出て，新たな知識や技術を学べるので，喜んで研修に参加します．しかし，それによって現場で働く時間が少なくなり，患者さんや住民が困ることがあるのです．村でたった 1 人の助産師が，さまざまな研修のために，1〜2 週間，時に 1ヵ月も村を離れることが年に何回もある．そのような状況が実際にあるのです．

もちろん人材育成自体が悪いわけではありません．そのための国としての政策や戦略，実施するにあたっての調整が必要であり，人材育成の質の評価，手法の検討なども重要です．今後，IT技術を活用した効率的・効果的な人材育成方法の開発も期待されています．欧米には人材育成を専門また得意とするNGOやコンサルタント会社などもあり，関心のある方はそのような組織で経験を積むとよいでしょう．

　また，グローバルヘルス人材の育成も重要です．日本も含め，世界中にグローバルヘルスを教える大学・大学院が増えています．近年ではオンラインでも受講できるコースも増えています．

D　サプライチェーン・ロジスティクス

　必要な物資を調達し，現場の最前線まで送り届けるロジスティクスはグローバルヘルスでは最も重要な活動の1つです．ロジスティクスは軍事用語で「兵站（へいたん）」といい，「戦争のプロは兵站を語り，戦争の素人は戦略を語る」「ロジを制するものは戦争を制する」などといわれます．保健医療分野でも，どんなに立派な戦略があり，優秀な医療従事者がいても，治療薬・診断薬・ワクチンなどがなければ救えない命が多くあります．

　たとえば，ワクチンは，その効果を保つために，製造元から輸送して，途中のさまざまな場所で保管・配送しながら，最終的に人々に接種するまでの間，冷凍または冷蔵しておく「コールドチェーン」が必要です．新型コロナのワクチンでは，マイナス70度の冷凍が必要なものもありました．

　私もワクチンをさまざまな現場まで運びましたが，時に，灼熱の太陽の下，砂漠や密林，山岳地帯などに散在する村々に，ジープやセスナ，舟，自転車や徒歩で送り届けなければなりません．電気のない場所には，太陽電池などを使った冷蔵庫を設置し，長時間歩いて運ぶには，保冷剤を入れたコールドボックスなどを使います．そうしたロジスティクスには専門性と経験が必要で，グローバルファンドやWHOには専門の部局があり，ユニセフはデンマークに大規模な物資供給センターをもち，多くの専門スタッフが働いています．その調達・物流を支援する専門のコンサルタント会社やNGOもあります．

　今後はITやドローンなどによる革新的な方法を活用して，グローバルな調達から最前線への配送まで，迅速かつ効率的に行えるようなサプライチェーンを全ての国で確立する必要があります．今後も重要な役割をもつ領域です．

E データ情報

データ情報は，世界および各国の人々の健康状況，保健医療サービスの供給状況，その効果などを把握する上でとても重要です．しかし，中には1年間に子どもが何人生まれて，何人死んだのかも不明なほど，まともなデータが収集できない国もあります．私もミャンマーで働いていた時，予防接種事業を計画する上で必要な5歳未満人口の正確なデータがなく，3つの異なった推計値を使っていました．

また，国全体のデータはあっても，男女別，年齢別，地域別，収入別などの分布はわからず，サービスがどのような人々に届いていないのか，どのような格差を是正すべきなのかがわからない国も多くあります．SDGs で「誰も取り残さない」と叫んでも，データがなければ，誰が取り残されているのかがわからないのです．

これに対して，各国で保健医療情報システムを強化するためのさまざまな支援が行われています．近年ではインターネット，スマートフォンなどの普及により，グローバルヘルスでもさまざまな情報革新が始まっています．ケニアのマサイ族やソマリアの難民も，携帯電話やスマホを使う時代になっています．銀行や郵便局などのインフラが整備されていない国では，かえって電子マネーや SNS が日本よりも急速に拡大することもあります．

新型コロナパンデミックでは，IT 技術はデータ収集・分析・発信を迅速化・効率化しただけではなく，感染者の早期発見・隔離，接触者調査・追跡などにも大きな役割を果たしました．今後，グローバルヘルスにおけるデジタル技術の役割はますます大きくなり，人材育成からサプライチェーン，そのほか，多くの課題に対するソリューションを与えてくれると期待されています．この分野で活躍する人材を増やし，日本国内の IT 化を進めることも急務ですが，その中からグローバルヘルスで活躍する人も増えてほしいと思います．必要としている国，地域，組織はとても多いですから．

F 資金調達

政府が保健医療サービスを提供するにも，国際機関や NGO が支援活動をするにも，資金が必要です．この資金をどれだけ調達できるかによって，どれほど多くの人に，どれだけ多くのサービスを提供できるかが決まります．

資金調達の方法は，組織によって異なりますが，一般に，NGO であれば民間からの寄付，国際機関であれば各国政府からの拠出金，政府であればその国の税金といったものが主流でしょう．もちろん，大部分が政府からの委託や補助金という NGO もあれば，民間からの寄付で助けられている国連・国際機関もあります．また，近年では，寄付に頼らない資金調達も考案され，ソーシャル・インパクト・ボンド*などの革新的な方法もあります．

　資金調達はそう簡単な仕事ではなく，専門性も必要なため，大学院レベルで教育・研究しているところもあります．また，政府からの資金調達に頼る場合，省庁や政治家との関係性も重要で，また違った知識・経験・コンピテンシーが必要です．その活動はただ資金を集めるだけでなく，資金が適正に使われ，期待される成果が出ているのか，報告・説明する責任 accountability もあります．どのような目的で，どれだけの成果を目指して，どれだけの予算が必要なのか，投資計画や予算計画を作って系統的・戦略的に資金調達を行う機関もあります．資金源が民間からの寄付金の場合と，公的機関からの拠出金の場合では，使途や成果などに関する説明責任を果たすという意味では同じですが，その報告，説明や説得の仕方は異なることも多いです．

　したがって，ほとんどのグローバルヘルスにかかわる組織・機関では，資金調達や，そのための渉外や広報のチームや部局を作り，その知識や経験をもつ人材を雇用しています．保健医療の専門知識をもたなくとも，この分野で活躍している日本人は国際機関や NGO で少なくありません．

　今後，地球規模課題が多く横たわる中，世界の限られた資金・資源を，政治的な獲得競争ではなく，エビデンスやニーズに基づいていかに適正に資金分配するか，といった議論も重要になってくると思います．単なる「組織の資金集め」にとどまらず，「誰のため，何のための資金調達なのか」「いかに効果的・効率的に活用するか」といった視点もさらに強調すべきでしょう．

G　プロジェクト管理

　グローバルヘルスにかかわるさまざまなプロジェクトが世界で実施されています．プロジェクトとは，ある国で「病院を建設する」「200 万人の子どもに

＊ソーシャル・インパクト・ボンド：従来行政が担ってきた公共性の高い事業を民間組織に委ね，その運営資金を民間投資家から募り成果に応じて支払いを行う，社会的課題の解決に向けた新たな財源調達手段．

三種混合ワクチンを接種する」「5歳未満児がいる100万世帯にマラリア予防用の蚊帳を配布する」など，活動やその対象，目標が明らかで，事前に業務開始から終了までの計画を立てた上で実行されるものをいいます．

プロジェクトに必要な人材，予算，物資，時間などを適切に使って，期待される目標を達成することをプロジェクト管理といい，それを行う人をプロジェクト・オフィサー，それを総括する人をプロジェクト・マネジャーなどとよびます．人材，予算，物資，時間などを無駄なく，不正や流用などもなく，効率的・効果的に使えているか，などをチェックしながら，進捗状況を確認し，あらかじめ起こりうるリスクへの対応を考え，不測の事態にも対応しながら，最終的に期待される結果を示します．そのためプロジェクト管理にはさまざまな能力が必要です．

いろいろなNGO，国連・国際機関などの空席情報を見ると，このプロジェクトやプログラム，時にポートフォリオなどのマネジャー，オフィサー，アシスタントといった職務が多くみられます．ちなみに，プログラムはさまざまなプロジェクトや活動の集まりで，より上位のレベルで目標が決められているもので，ポートフォリオはいくつかのプロジェクトの集まりをいうことが多いようです．

大型のプロジェクトやプログラムの運営・管理では，その人材や資金などの管理が複雑になるので，このプロジェクト・プログラム管理者の下に，人事や財務などの専門家を雇用したり，それらのチームが作られたりすることもあります．これらの管理に関しても，大学・大学院レベルでの教育・研究，さまざまな研修コースもあります．

H 政策・戦略作り

グローバルヘルスの課題解決に向けて，世界および国レベルでさまざまな政策や戦略が作られています．たとえば，国際レベルでは1章で述べたような国際目標を設定し，そのための戦略が作られ，それをベースに，各地域や国レベルで政策や戦略，さらに実施計画などが作られることが多くあります．

以前は，保健分野の政策も戦略もない低中所得国が多かったのですが，近年では国家保健セクター政策から，課題別の母子保健戦略，エイズ対策戦略など，多くの政策・戦略が策定されています．

ただし，政策・戦略が外部の予算で外部のコンサルタントを活用して策定さ

れるも，十分に活用されずにいる国もあります．実際に各国の状況やニーズ，資源などの分析をした上で，国際目標や戦略と照らし合わせて，その国の目標や小目標，期限，それを測る指標などを決め，その達成のために，いかなるサービスや介入をどのように行うのか，優先順位やタイムラインをどうするのか，などを詳細に検討する必要があります．関係者・機関との意見交換や話し合いを何度も行いながら擦り合わせが必要で，結構，時間と資金と根気のいる作業です．

　本来はその国の政府が中心に策定するものですが，その人材・能力が不足することも多いので，これに対する技術・資金の協力が必要な国も多くあります．私も JICA やユニセフを通じて，さまざまな国の保健セクター政策，母子保健戦略，感染症対策戦略，それらの実施計画などの作成を支援しましたが，いかにその国の政府にオーナーシップ，すなわちこれは自分たちのもので，自分たちが主導するのだという意識とやる気を起こさせるかが結構難しい国もありました．

　この政策や戦略策定の専門性は，公衆衛生や公共政策，経営学などの大学院である程度学ぶことはできますが，やはり現場で実践しながら身につける必要があります．WHO などの国際機関だけでなく，欧米のコンサルタント会社や二国間援助機関には，これら政策・戦略作りを支援する専門家もいますし，日本人なら JICA の専門家，特に政策アドバイザーとして実践しながら経験を積む方法もあります．

I アドボカシー

　アドボカシーとは，「擁護」「代弁」と和訳されたり「権利擁護」「政策提言」と言い換えられたりしますが，それでは意味が伝わりにくいですね．これはもともと北米において，社会的弱者やマイノリティー（少数者）の意見を代弁し，その権利を擁護することで，その活動にボランティアとして弁護士や NPO が広くかかわるようになったのが始まりのようです．次第に，さまざまな弱い立場にある人や市民の権利を擁護・支援し，行政官や議員などの意思決定者に働きかけることで，政策や法令に反映させようという動きに結びつきました．

　現在，アドボカシーは「政府や自治体に対して影響をもたらし，公共政策の形成及び変容を促すことで，社会的弱者，マイノリティー等の権利擁護，代弁の他，その運動や政策提言，特定の問題に対する様々な社会問題などへの対処

を目的とした活動」と日本アドボカシー協会では定義しています．

　グローバルヘルスでは，特にエイズに関するアドボカシーが有名です．エイズは米国で最初の症例報告後に「ゲイ関連免疫不全」などともよばれ，社会的に差別・偏見を受け，政府は数年間も対策に取り組みませんでした．これに対して，米国では感染者へのケア・サポート団体，治療薬へのアクセス促進などを連邦政府に求めるロビー団体など，市民活動が活発化しました．その活動は世界に広がり，世界中，また，地域ごとにネットワークも作られました．各国政府，製薬会社，国連などへの組織的なアドボカシーを展開し，最終的に安価なジェネリック薬の製造・輸入などへの許可，エイズ対策への予算増，新たなパートナーシップメカニズムであるグローバルファンドの創設などに多大な影響を与えました．私が管轄していたグローバルファンドの戦略・投資・効果局に「コミュニティ・ジェンダー・人権部 Community, Gender and Rights Department」があるのですが，そこにはこのようなアドボカシー活動を統率してきたリーダーも数人いて，現在もこのような市民団体，当事者組織と一緒に世界のエイズ対策をけん引しています．

　エイズに限らず，現在ではグローバルヘルスのさまざまな課題の解決に向けたアドボカシーが盛んです．特に，各国政府やさまざまなパートナーと連携し，ある方向に向かって協働させるには必要なコンピテンシーで，国連，官民連携機関，NGO などあらゆる組織の幹部職員には必須の能力ともいえます．

　アドボカシーで動かす対象は，政府や民間企業のみならず，一般市民の場合もあります．特にタバコの問題は，政府・自治体，企業はもちろんですが，喫煙者自身，またその周りにいる人々の意識や行動の変化がなければ解消できないため，アドボカシーは課題解決の重要な手段ともなっています．

　どの国で，誰を対象に，どのようなアドボカシーを行うのかによって異なりますが，その専門性や経験はグローバルヘルスのさまざまな組織で求められています．特に，欧米の NGO，市民団体にはその分野で経験豊富な人材が多く，そこで経験を積むこともできます．

J　保健外交

　グローバルヘルスのさまざまな課題やその解決に向けて，各国の政府代表者が議論や交渉をすること，さらに保健医療体制が不十分な国々に対して外交の一環として保健援助を行うことを保健外交といいます．

前者には G7 や G20（後述），国連総会，WHO 総会，そのほか，政府や国際機関の代表が集まって議論するさまざまな会合があり，首相や大臣レベルがスピーチを行うハイレベルなものから，担当官レベルで議論を進めるものまで多種多様です．そのため，国連・国際機関の本部が多く集まり，ハイレベルの会合が頻繁に実施される都市には，各国の「国際連合政府代表部 Permanent Mission to the United Nations」や「国際機関政府代表部 Permanent Mission to the International Organizations」が置かれ，政府を代表してさまざまな議論や交渉が行われています．日本もニューヨークとジュネーブに政府代表部を置き，厚生労働省から外務省を通じて派遣された職員などが，ニューヨークに本部のあるユニセフや UNFPA，ジュネーブに本部のある WHO やグローバルファンドなどの，理事会や保健にかかわるさまざまな会合に出席するなどして，保健外交を推進しています．

　後者は，二国間 ODA などで低中所得国に保健援助を行うことで両国の関係を深め，外交を進めるものです．たとえば，日本の外務省は，JICA の保健援助の方針や内容の決定を含め，低中所得国に対する保健援助の政策や実施にかかわりながら，多くの国に対する保健外交を進めています．

　保健外交は，日本国内では外務省の国際協力局国際保健政策室を中心に進められ，厚生労働省の国際課国際協力室も重要な役割を果たしています．前者が新設されたのは 2011 年で，国際保健外交戦略の策定をはじめ，保健外交の要の仕事をしていますが，その 10 年前に私は外務省の期限付任用制度（民間の専門家を職員として任用する制度）の第一号としてアドバイザー的立場で採用されました．WHO やユニセフなどの国際機関や各国政府の代表者と一緒に，グローバルヘルスの潮流を作り，ガバナンスやアーキテクチャー*を構築していく仕事はなかなかエキサイティングでした．「外交」ですから，各国の国益や政策などがぶつかり，なかなか結論が出ずに議論が続くこともありますが，世界の国際公益を見据えつつ，自国の国益のために尽くすことが求められました．世界に治療薬を安価で提供すべきと考えつつも，自国の製薬会社の利益を守らなければならない，自国の旧植民地に優先的に資金が流れるようにしたい，自国の優先課題を世界の優先課題としてリーダーシップを取りたいなど，各国

＊グローバルヘルスのアーキテクチャー：国際保健にかかわる機能を有効に働かせ，実現させるための体制や構造の総体．

の思惑はいろいろあります.

　それでも, このような保健外交がグローバルヘルスへの ODA 資金の増減やその配分などに大きく影響し, 国際連携の強化または弱体化にもつながるので, 各国政府も国際機関も市民社会組織や民間セクターも, それらに積極的に参画しています.

　保健外交は, 外務省や厚生労働省の職員にならないとできないわけではありません. 政府の有識者会議などに参加して意見を反映させる, 国際保健政策室などの任期付職員募集に応募する, 国際保健政策に関する外部委託を受ける, などの方法で参加することもできます. また, 市民社会組織や NGO の立場から, この保健外交に参加し, ハイレベル会合で声明文を出す, ロビー活動を行う, 意見交換会で提言をする, などさまざまな形で保健外交に影響を及ぼすこともできます.

　働く場としての保健外交には, 人によって向き不向きがあると思いますが, グローバルヘルスを大局的にとらえたい, 外交・交渉・議論が好き, 政策文書を読み書き, 加筆修正するのはおもしろそう, 保健分野の国際協力の在り方を変えたい, などと考える人にはお勧めです. ちなみに, 私にとって保健外交の仕事はとても楽しく, 学び多き 3 年間でした. そのまま外務省職員にならないかとのお誘いもありましたが, 私は新たな挑戦を選びました.

K　研究・開発

　学生時代にグローバルヘルスを志し, 一緒にアジアの現場を回りましたが, 現場より実験室が好きだと言って, 研究の道に入った友人がいます. 彼にとっては, それが正しいキャリア選択でした.

　現場で汗をかくことだけがグローバルヘルスの仕事ではありません. 現場に張りついて患者さんを治療しても, 1 人の医師が診れるのは 1 年間で 3 万人がやっとでしょう. 一方, 効果的な新薬やワクチンなどの研究開発に成功すれば, 年間数百万人を助けることも不可能ではありません. 新型コロナのワクチンや治療薬の開発によってどれほど多くの人が救われたでしょうか. その重要性は明らかです.

　研究・開発といってもさまざまな分野・領域・方法があります. 実験室にこもって基礎研究をするものから, 医療機関での臨床研究, さらに現場でのフィールド研究, 疫学研究, さらにサービス提供などの方法ややり方などを模索す

るオペレーション・リサーチまで，多種多様です．また，状況やニーズを把握したり，事業の効果を評価したりするための各種調査もあります．

　これも向き不向きがあり，実験室でラットと向かい合い，また，データとにらめっこしていても幸せな気分になれる人もあれば，絶対無理という人もいます．私は過去に大学の研究室で動物実験をしていたことがありますが，息が詰まって逃げ出したくなることもありました．自分に向かない仕事は体や心が教えてくれます．

　ただし，私もそうでしたが，実験室は向かないが，現場での研究は好きという人もいます．土煙をかぶりながら悪路を車で走り，村々を回りながら，感染症流行の疫学調査をしたり，サービス提供のオペレーション・リサーチをしたりする中で，データを積み重ね，現場や世界の対策に貢献する．そのような研究や調査にやりがいを感じる人もいます．

　世界には，このような調査・研究にかかわる大学・大学院，研究機関，コンサルタント会社や製薬企業を含む民間企業，NGO が数多くあります．また，それに資金を提供して研究開発を支援・促進する組織もあります．実は，私が2022 年から勤めているグローバルヘルス技術振興基金（GHIT Fund）もその1 つです．新型コロナ発生から 2 年を経た時点で，世界では 10 種類以上のワクチンが WHO によって緊急承認されたにもかかわらず，日本からは国産ワクチンが開発できていなかったこと，また，新たな診断・治療薬やワクチンが開発されなければ，世界でも結核・マラリアなどほかの感染症の終息は難しいことなどの背景から，GHIT Fund を通じて研究開発の促進に注力しようと考えました．後述しますが，世界にはロックフェラー財団，ビル＆メリンダ・ゲイツ財団など，グローバルヘルスの研究開発を支援・促進する組織が重要な役割を果たしています．そこでは，研究者としての資質よりも，世界全体を見て，どのような研究開発が必要なのか，どのように資金を提供・配分すれば研究開発を促進できるのか，といった戦略作りや資金調達・分配などの知識や専門性が必要とされます．

L　そのほかの方法・アプローチ

　これ以外にもさまざまな方法・アプローチがあります．たとえば，グローバルファンドを含め，国際機関の中の部局を見ると，リスク管理，監査，倫理，財務，人事，渉外，広報，パートナーシップ促進などがあり，そこでは多様な

専門性や経験が求められています．また，国際機関では外部の専門家などを集め，さまざまなアドバイスや意見をもらい，独立した評価や審査をする委員会などをもっており，そこでもさまざまな専門性や経験が必要とされています．

　たとえば，リスク管理は，活動にかかわる資金，物資，情報などにかかわるリスクをあらかじめ評価し，その回避や最小化の努力をし，監査は，実際に組織が遵守すべき法令や規定などに従い，業務が適切に実施され，成果物が生み出されているかなどを検証します．

　法務は，グローバルヘルスにかかわる国際的な条約・取り決め，各国際機関の組織法務，特にデータ利活用，物資調達，契約，知的財産などさまざまなことにかかわってきます．

　組織の財務や人事，IT などの部署には，保健医療の知識がなくとも，その領域の専門・経験をもった人が集まっています．また，どこの組織でも一般職というのがあります．これらの人々のサポート，業務がなければ，組織は成り立ちません．

　ボランティアで NGO 活動などに参加する方法もあります．資金調達や広報，通訳などさまざまな分野でボランティアが求められています．私も以前，日本国内の外国人労働者が言葉や医療費，文化の問題などで医療を受けられなかったので，栃木インターナショナルライフラインという NGO を創設・運営していたことがあるのですが，多くのボランティアに助けられました．探せば，日本国内でもグローバルヘルスにかかわるボランティア活動の場が見つかるはずです．

誰がグローバルヘルスを
動かしているのか?

　本章では，グローバルヘルスを動かしているアクター（担い手）について説明します．これは前章と同様に，皆さんが「どこで働きたいのか」「働くのがいいのか」を考える上でも参考になります．

　まず皆さんに1つ質問です．世界にはグローバルヘルスのアクター，組織・団体がいくつあると思いますか？

　答えは実は「誰も知らない」のですが，後述するホフマンらの調査では主要なアクターとして約200を紹介し，世界の結核対策の協力を推進している国際組織，ストップ結核パートナーシップには1,500以上のメンバーが存在し，グローバルファンドには世界100ヵ国以上で支援事業の実施を行っている機関・組織が1万以上もあるといわれています．

　では，以下に詳しく見ていきましょう．

主要なアクター

　グローバルヘルスにおける主要なアクターは，どのような切り口で見るかによって多少異なります．

　2007年に設置された"Health 8（H8）"は，当時，MDGsの保健目標を達成するために核となるアクターを集めて国際連携・協力を強めたもので，世界保健機関（WHO），国連児童基金（UNICEF，ユニセフ），国連人口基金（UNFPA），国連エイズ合同計画（UNAIDS），世界エイズ・結核・マラリア対策基金（The Global Fund，グローバルファンド），Gavi，ビル＆メリンダ・ゲイツ財団（BMGF），世界銀行（World Bank）の8機関です．

　また，新型コロナパンデミックでは，その終息に向けて必要な手段（診断・治療・ワクチン）を迅速に開発・普及させるために，Access to Covid-19 Tools-Accelerator（ACT-A）という国際的な連携促進メカニズムを作りましたが，その中心的アクターは，WHO，グローバルファンド，Gavi，ゲイツ財団，

世界銀行，感染症流行対策イノベーション連合（CEPI），ユニットエイド（Unitaid），革新的新規診断薬基金（FIND），ウェルカム財団（Wellcome）の9機関です．

グローバルヘルスで重要な役割を果たすアクターを抽出して，その特徴を整理し，他団体とのつながりをマッピングしようとの試みを行ったのが英国のシンクタンク王立国際問題研究所（通称，チャタムハウス）です．2015年に出版した研究報告書「未来に伝えるグローバルヘルス構造の地図化」では，「国を超えて保健医療の改善を第一の目的とする組織・団体のネットワーク」をグローバルヘルス・システムと定義して，ウェブ検索やWHOの協力団体のリストなどから203の団体を選びました．

その内訳は，非政府組織・市民社会組織138，官民連携組織18，専門学会・協議会16，国連・政府間機関11，政府組織7，民間企業6，研究・学術機関5，多国間開発銀行1，民間慈善団体1です．

表2のとおり，これらの中には1900年以前に生まれた古い組織もありますが，多くは1940～1950年の国連誕生まもない時期，1970～1980年代の国際社会の経済成長の時期，1990～2000年代のエイズパンデミックでグローバルな保健医療課題への意識・支援が高まった時期に創設されています．

これらの本部は世界16ヵ国73都市にまたがりますが，うち99％が高所得国（米国135，スイス23，英国13，ベルギー7，オランダ6，カナダ4など）にあり，ほかはシリア，セネガル，南アフリカに1つずつ置かれています．特に，ワシントンD.C.，ニューヨーク，ジュネーブに集中し，それぞれ42，28，21の組織の本部が存在します．

この研究では，さらにグローバルヘルスの9人の有識者たちに，この203

表2 グローバルヘルスの主要アクターの設立時期と団体数

創設された年	団体数
1900年以前	7
1900～1979年	78
1980～1999年	71
2000年以降	47

(Hoffman SJ, et al.: Mapping global health architecture to inform the future. Chatham House, 2015.)

団体の中から，リーダーシップ，コーディネーション，国際公共財の提供など
いくつかの観点から，特に重要なアクターを選んでもらったところ，**表3**の
ようなランキングになりました．

203 団体の関係を示したのが**図4**です．さまざまなアクターがその活動目
的を共有したり，戦略を共同で策定したり，資金を供与したり，実施面で契
約・協力したりしながら関連しています．

これらの分析からわかるのは，グローバルヘルスのアクターは多種多様で，
それらがさまざまな形でつながっていること，国連機関以外にも，グローバル
ファンドや Gavi などの官民連携機関，ゲイツ財団，MSF など民間組織や米国
の政府組織（CDC，NIH，USAID など）の役割も重要であること，それらの組
織の本部のほとんどは欧米，特に米国に集中していること，などです．

表3 世界の有識者が選んだグローバルヘルス分野の最重要なアクター

組織・機関名	投票数
世界保健機関（WHO）	9
ビル&メリンダ・ゲイツ財団（BMGF）	9
Gavi	9
グローバルファンド	9
国境なき医師団（MSF）	9
国連児童基金（UNICEF）	9
世界銀行	8
米国疾病対策予防センター(CDC)	7
国連エイズ合同計画（UNAIDS）	7
Unitaid	6
米国国立保健機関（NIH）	6
ロールバックマラリアパートナーシップ（Roll Back Malaria Partnership）	6
セーブザチルドレン（Save the Children International）	6
米国国際開発庁（USAID）	6
ストップ結核パートナーシップ（Stop TB Partnership）	5
国連人口基金（UNFPA）	5
国連食糧農業機関（FAO）	4
Partnership for Maternal, Newborn and Child Health	4
PATH	4
国連開発計画（UNDP）	4

（Hoffman SJ, et al.: Mapping global health architecture to inform the future. Chatham House, 2015.）

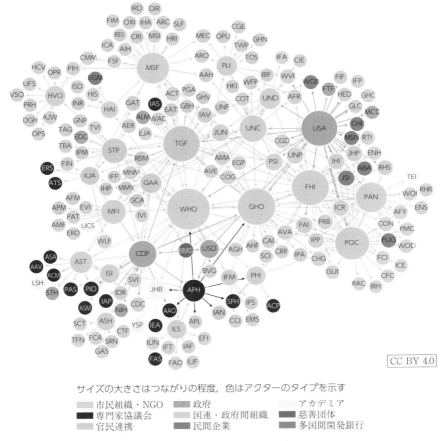

サイズの大きさはつながりの程度，色はアクターのタイプを示す

- 市民組織・NGO
- 専門家協議会
- 官民連携
- 政府
- 国連・政府間組織
- 民間企業
- アカデミア
- 慈善団体
- 多国間開発銀行

図4 グローバルヘルスの主要アクターとそのつながり

（Hoffman SJ, et al.: Mapping global health architecture to inform the future. Chatham House, 2015.）

　ただし，この調査には限界やバイアスがあることを指摘しておきます．英語でのウェブ検索のため，英語圏，欧米の組織が中心に選ばれ，たとえば，世界で世界銀行の次に予算規模の大きな開発援助機関である日本の国際協力機構（JICA）や，優れた技術協力を世界で展開しているドイツ国際協力公社（GIZ）などが含まれていません．また，ケニア医学研究所（KEMRI）やタイのマヒドン王子記念賞会合 Prince Mahidol Award Conference（PMAC）などグローバルヘルスへの貢献度の高い研究機関や学会・フォーラムもほとんど含まれてい

ません．それを考慮した上で参照してください．

　さて，次に，グローバルヘルスの多種多様なアクターを，「誰が援助資金を提供しているのか？」「それを誰が配分しているのか？」「誰が現場で実施しているのか？」の3つの観点から説明していきたいと思います．

誰が資金を提供しているのか？

　まずは質問です．わからなくても，だいたいでいいので答えを考えてみてください．

(Q1)　世界全体で，毎年どのくらいのお金が保健医療（患者さんの診断・治療，ワクチンなどによる予防活動，医療従事者の給与，病院の管理運営費など）に使われていると思いますか？　そのうちの何％くらいが援助（高所得国から低中所得国への援助など）だと思いますか？

(Q2)　医療費（保健医療支出）は，低所得国・中所得国・高所得国でどのくらいの割合だと思いますか？

　では，答えです．

(A1)　2019年の1年間に世界で使われた保健医療支出は8.8兆米ドル（880兆円，わかりやすいように1米ドル＝100円で計算）で，その財源の61％は政府予算，21％が事前支払いの民間支出，18％が個人負担，0.5％がドナーによる開発援助資金でした．つまり，保健医療に世界全体で約1,000兆円という莫大な資金が使われながら，その資金が不足する低中所得国への支援は5兆円にも満たないのが現状です．

　図5を見ると，経済レベル（1人あたりGDP）の高い国々（図の右側）では保健医療支出の大半が政府予算でカバーされ，個人負担の割合は最も低いですが，経済レベルが低い国々（図の左側）では開発援助と自己負担でカバーされているのがわかります．貧しい人々が多いのに，彼らの自己負担が多いというのはおかしいと思いませんか？

　低所得国では，政府が保健医療に配分する予算が少ないために，医療従事者の給与も払えない医療機関も多く，患者さんからお金を徴収しないとやっていけないところも多いのです．また，中所得国になると，経済力が上がったので自立すべきだとして，多くの援助機関が援助を削減または終了します．しかし，中所得国では，国内の貧富格差が拡大し，極貧の人々は病気になった時に医療

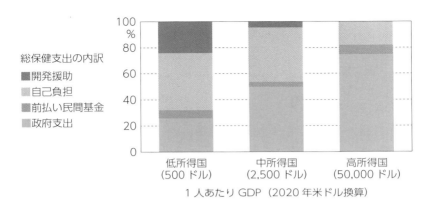

図5 国の経済レベル（1人あたりGDP）と保健支出の財源（モデルに基づく）

（IHME, Financing Global Health 2020. より作成）

費の自己負担を払えない，またはそれによってさらに貧困になっていくのが現実です．

(A2) **図6**は低中高所得国全てを含めた世界全体の総保健医療支出の推移とその内訳を示したものです．過去約20年で倍増し，2017年には8兆ドルを超えました．この大半は政府からの支出で，ほかに自己負担，民間医療保険なども増えていますが，援助資金は1％未満にすぎません．

　この医療支出の内訳を所得階層別に見ると（**図7**），世界の総保健医療支出の8割は高所得国で，特に米国の保健医療支出は世界全体の42％（2018年3.6兆ドル），日本の医療費（2018年度で約43兆円）の10倍近くです．米国では個人破産の主原因が医療費と離婚の慰謝料といわれるほど医療費が高く，その背景には，病院の管理費や薬剤費，医師の給与の高さなどがあるようです．

　一方で，低所得国と中所得国は，世界人口や疾病負荷が世界の8割以上を占めるにもかかわらず，保健医療支出は世界全体の2割程度です．特に，低所得国と下位中所得国（78ヵ国）には世界人口の約半数が住み，それらの疾病負荷は世界の6割近くを占めますが，保健医療支出はわずか5％，低所得国にいたっては1％未満です．

　また，低所得国（29ヵ国）には高所得国（83ヵ国）とほぼ同じくらいの疾病負荷がありながら，保健医療支出に200倍以上の差があります．たとえば，米国の年間1人あたりの保健医療支出は平均約120万円ですが，私が働いて

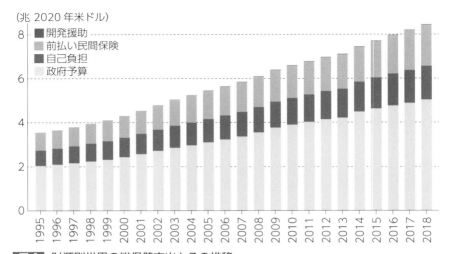

（兆 2020 年米ドル）

図6 財源別世界の総保健支出とその推移

（IHME, Financing Global Health 2020. より作成）

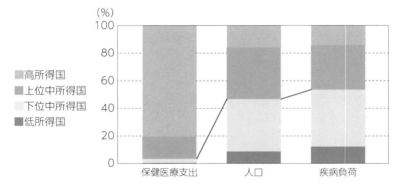

図7 世界の所得階層別保健医療支出，人口，疾病負担の割合の比較（2018 年）

（IHME, Financing Global Health 2020. より作成）

いたソマリアではたったの約 800 円，それもほとんどが援助です．

　図8を見てください．これは**図6**でわずかな割合を占めていた保健分野の開発援助資金（DAH）の年次推移です．1990 年には 80 億米ドル弱だったのが，2000〜2010 年にかけて約 5 倍に急増し，2013 年には 400 億ドルを突破したものの，その後は 370 億ドル前後で停滞していました．それが新型コ

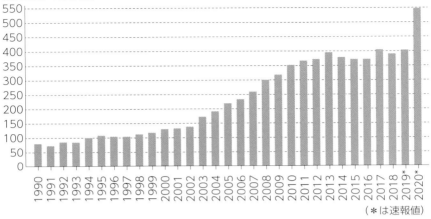

(億 2020 年米ドル)

(＊は速報値)

図8 保健分野援助資金の推移

（IHME, Financing Global Health 2020. より作成）

ロナの影響で，2020年には137億ドル（35.7％）増加の548億ドルと，これまでの最高値となりました．それでも，これは世界全体の保健支出の1％にも満たず，米国の医療費（2020年は4.1兆ドル）のおよそ80分の1，日本の医療費のおよそ7分の1です．言い換えれば，保健医療サービスが十分に行き渡っていない低中所得国100ヵ国以上に対する世界の支援は，高所得国1ヵ国で支出される医療費の数分の1から数十分の1程度ということです．

　新型コロナ流行によって，高所得国を含む国際社会は日本円にして2,000兆円近い資金をコロナ対策やその経済対策に費やしました．この対策でも，2021年10月時点で，ワクチン接種率が高所得国では70％を超える中，低所得国では2％程度という南北格差がありましたが，その是正に向けたワクチンを共同購入し，途上国などに分配する国際的枠組みCOVAXを含む国際連携ACT-Aに拠出された資金は2兆円程度，高所得国を中心とする世界全体のコロナ対策資金の1,000分の1程度です．

　また，2019〜2020年にかけての保健開発資金の増加分137億ドルの内訳をよく見ると，123億ドルが新型コロナ向けの新たな拠出で，14億ドルは既存のほかの保健予算を組み直したものです．その影響で，既存の援助プログラム，特にエイズ，結核，マラリアなどの感染症対策や母子保健への援助予算は

2～6%減少しています．どの国も甚大な経済損失を受けていますので，ドナー国は今後，保健医療分野での国際援助額をこれまでどおり維持できるのか，将来のパンデミック対策を含めて増額していくのか，現在その動向が注目されています．すでに，英国政府は2021年に複数の国連・国際機関への政府開発援助を大幅にカットすることを決め，その影響をまともに受けた機関の中にはリストラを敢行しているところもあります．

さて，保健分野援助資金のドナーについてもう少し詳しく見ていきましょう（**表4**）．保健分野の国際援助のトップは米国で，世界全体の保健分野の援助資金の約4分の1を占めています．米国は，自国優先で国際協力に消極的だったトランプ大統領から，バイデン政権になって大きく変わりました．2021年3月には政府開発援助の68億ドル増額を発表し，5月には新型コロナ対策として113億ドルを拠出，うち35億ドルをグローバルファンドに配分しました．1億ドルでも国際協力への拠出を渋る高所得国が多い中，驚くべき経済力，また，グローバルヘルスへの貢献力です．

グローバルヘルスにおける米国の影響力と存在感は突出しており，以前「米国がくしゃみをすると，日本が風邪をひく」といわれていましたが，グローバルヘルスでも「米国がくしゃみをすると，国連・国際機関が風邪をひき，多くの国が風邪をこじらせる」結果となります．米国の拠出金の増減によって一喜一憂するアクター，国が多いのが実情です．

さて，米国の次にグローバルヘルスに資金を出しているのは民間慈善団体

表4 保健分野援助資金のドナートップ10（2019年）

資金供与国・組織	援助額（100万米ドル）
米国	11,929.02
民間慈善団体	5,023.70
ゲイツ財団	4,143.91
イギリス	3,408.16
ドイツ	2,134.66
日本	1,276.54
カナダ	1,156.12
フランス	1,085.42
オランダ	776.94
中国	699.99

（IHME, Financing Global Health 2020. より作成）

（ゲイツ財団を除く）で，単一の組織ではゲイツ財団です．一民間財団が米国以外の政府よりも多くの資金を提供しているとは驚きですね．後述しますが，資金力だけでなく，高い戦略性ももっています．

日本は，1991～2000年の10年間，その頃の経済力を反映して，ODA総額は世界一でしたが，現在は5位に下がり，保健分野の援助額では国としては米，英，独に続く4位でした．

誰が予算の使途を決めているか？　どこを経由しているか？

資金を拠出するアクターが，必ずしもその資金の使途や配分を決めているわけではありません．政府が拠出する開発援助資金は，大きく分けると3種類の経由方法で現地で使われています．

1つ目は二国間援助 bilateral assistance，略して「バイ」ともよばれます．日本の JICA，ドイツの GIZ，米国政府の米国国際開発庁（USAID）など，主要高所得国にはこのバイを推進する機関があり，無償や有償で二国間援助を推進しています．被援助国のニーズや要請に従って援助をするとはいいながらも，援助国の外交政策，援助戦略・方針などで資金額や使途を決められるので，外交の道具として使われることもあります．

米国には，大統領エイズ緊急支援（PEPFAR），大統領マラリアイニシアティブ（PMI）などの戦略的にフォーカスが絞られた大型の二国間援助機関があり，驚くことに，PEPFAR だけでも WHO の約2倍の予算をもちます．

2つ目は多国間援助 multilateral assistance，略して「マルチ」ともよばれ，国連やほとんどの国際機関がこれに属します．さまざまな国から資金が拠出され，グローバルな視点から課題やニーズの分析などがなされ，それに従って使途や配分が決められます．ただし，国際機関によっては（WHO など），ドナー側が使途を指定するイヤマーク earmark 予算が大きく，世界のニーズよりもドナーの意思に左右されることもあります．

3つ目は NGO を通じた援助．たとえば，米政府は，二国間援助機関や国連・国際機関とは別に，政府開発援助予算の相当額を NGO やコンサルタント会社に拠出しています．後述するように，米政府などが巨額の援助資金を供与する大手の NGO やコンサルタント会社は専門性が高く経験も豊富で，多くの国でリプロダクティブヘルス，母子保健，感染症対策など組織ごとにフォーカスを

絞り，戦略性の高いプロジェクトを実施しています．

保健分野援助資金の経由機関のトップ 10 を**表 5** に示します．

第 1 位は NGO ですが，これは米国政府の予算の多くが NGO を経由し，ほかにも NGO を経由して低中所得国を支援しているドナー政府が多いためです．この統計には民間からの寄付が含まれていないので，それを含めると相当な額が NGO を経由して開発援助に使われています．ちなみに，日本政府の NGO への資金拠出は極めて低いレベルにあります．

第 2 位は米国政府の二国間援助です．ゲイツ財団は 5 位となっていますが，これはニーズの高い国に直接支援している資金のみだからです．ゲイツ財団の予算の多くはグローバルファンドや WHO などの国際機関を経由させて影響を与えているため，他の経由機関にその予算が含まれています．

誰が実施しているのか？　何に使われているのか？

まず，保健分野の開発援助資金が何に使われているのかを見てみましょう．**図 9** のとおり，2000 年以降，HIV/ エイズへの拠出が急増しましたが，2010 年をピークに下がってきました．マラリア・結核への拠出も 2000 年以降増加，近年では大きな変化はみられていません．リプロダクティブヘルス・母子保健への拠出は，その内訳（新生児，子ども，妊産婦，リプロダクティブヘルス）

表5 保健分野援助資金の経由機関と援助額トップ 10（2019 年）

経由機関	援助額（100 万米ドル）
NGO	9,343.75
米国政府援助機関	7,561.35
グローバルファンド	3,438.80
WHO	2,947.07
ゲイツ財団	2,841.39
Gavi	2,302.76
UNICEF	2,239.01
世界銀行（IDA）	1,734.92
UNFPA	1,144.03
世界銀行（IBRD）	936.41

（IHME, Financing Global Health 2020. より作成）

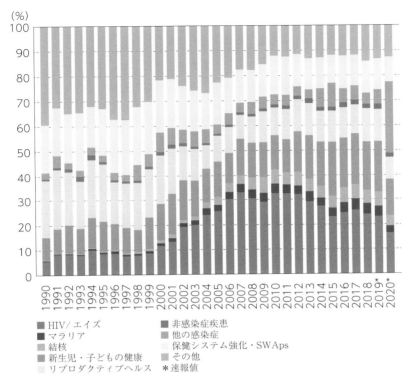

図9 保健分野援助資金の使途の推移（1990-2020）

(IHME, Financing Global Health 2020. より作成)

にやや変化はあるものの，1990〜2020 年まで一貫して優先課題とされてき
ました．保健システム強化・SWAps＊も全体の 2 割以上を占める年もあったも
のの，近年は 1 割程度となっています．ただし，保健システムには人材，デー
タ，サプライチェーンなどさまざまな要素が含まれ，それらの支援は母子保

＊SWAps：Sector-Wide Approaches（セクター・ワイド・アプローチ）とは，1990 年代後半，
特にサブサハラ・アフリカ諸国において，それまで援助国・機関が行ってきたプロジェクトタイプ
の援助では一貫性や協調性に欠けてインパクトが限られるため，保健や教育など各セクターごと
（Sector-Wide）に，当該国政府やドナーを含む参加者間の連携・協力の下，合意されたセクター
ごとの政策，投資・支出・実施計画を基に統合的に実施することを目的としたアプローチ．ドナー
の資金はそのアプローチを実施するために，当該国の保健予算や特別に創設したファンドに投入さ
れる.

健や感染症対策の一部として実施されることも多いため，統計分類上，この支援額を正確に把握するのは難しいともいえます．「その他」には病院建設などのインフラが含まれます．

　では，国レベルで，どのようなアクターがどのような割合でこの援助資金を活用して保健サービスを行っているのでしょうか．OECDでデータを集積しているものの，この正確な情報を知ることは困難です．というのも，国レベルでは1つの保健プログラムにも多くのアクターが協力し合い，現地の政府やNGOにもさまざまな国際機関や二国間援助機関からの資金が流れるため，明確にどのアクターにどのような開発援助資金が流れたのか，どのアクターが実施したのか，などを把握することが難しいのです．

　WHOやユニセフなどの国連機関は，国レベルで直接の保健サービスを行うことはほとんどなく，政府に技術的・資金的な支援をしながら，公的機関やNGO・市民社会組織などを通じて，また，海外や現地のコンサルタントなどを活用してその国の保健医療サービスの改善を促します．

　参考までに，グローバルファンドの資金は，国レベルにおいては，だいたい半分が保健省を含む政府・自治体および公的機関，3割がNGOや市民社会・当事者組織，残りの2割が国際機関に配分されています．ただし，この割合は国によって大きく異なり，政府のガバナンスやリーダーシップがしっかりしていて，適切な資金管理ができる国では，政府への配分は高く，政府のガバナンスやリーダーシップが弱く，汚職や不正が横行する国では，政府の保健医療サービスを支援はしますが，資金管理自体は国連機関や国際NGOに任せる傾向にあります．

　とはいえ，いつまでも援助をし続け，国際機関やNGOに依存することはできませんので，国レベルで最も重要な保健分野のアクターはやはりその国の政府といえます．政府のガバナンス，政策・戦略作りやその実施といった能力構築などを諦めずに支援していく必要があります．これは保健セクターだけで解決できる問題ではないので，国際通貨基金（IMF）や世界銀行，国連開発計画（UNDP）など，国のガバナンスや税制を含めた制度作りなどを支援するアクターと一緒に，政府の「国づくり」をサポートしていく必要があります．たとえば，グローバルファンドでは，事業の持続性を促進するために，支援額の一定割合を被援助国が負担する共同出資を前提とし，現地政府の自助努力を促進しています．

民間セクターも保健分野の重要な担い手です．製薬企業，医療機器メーカー，民間保険会社などはなくてはならない存在ともいえます．

　中所得国では，政府よりも民間の医療施設で診察を受ける患者さんの割合が高く，中には7割以上という国もあります．民間の医療機関にもさまざまなものがあり，高度で専門性や質の高いサービスを提供するが診療費は高額なところから，慈善団体や篤志家などがかかわり，貧困層に無料または低額でサービスを提供するところ，さらに，地域に根差した個人経営の診療所，助産所，薬局などもあります．

　また，忘れてはならないアクターとして，インフォーマルセクターがあります．通常，インフォーマルセクターというと，行政の指導の下で行われておらず，国家の統計や記録に含まれていないような経済活動をいいますが，保健分野でも伝統治療士や伝統産婆といった，正式な研修や資格がないが，伝統的に学び受け継がれ，サービスを提供している人々がいます．低中所得国では医療機関が近くにないため，またはあっても古来より地元で信頼されているため，病気になった時，また，出産時などに，彼らに治療や介助を求める人が多くいます．

　代替医療 alternative medicine という領域のアクターもいます．これは世界の主流である西洋医療に対して，その代替えとして人々が利用している医療・療法です．世界には，理論や実践，教育も含めて体系化された世界三大伝統医学（中医学，アユルベーダ，ユナニ医学），ドイツ発祥で欧米を含め世界で根強い人気のあるホメオパシーhomeopathy（同種医療）から，ハーブ（薬草）療法，呪術，接骨療法，マッサージなどさまざまな代替医療があります．国によっては，大学や専門学校などで正式な教育や研修を行い資格を授与し，その診療に医療保険を使えるところもあります．

　これらの中には効果の疑わしい，またはむしろ害になるものもあるようですが，現実として，西洋医療の代替えまたは補完となっているものもあります．私も学生時代に1年間休学してインド伝統医学の大学で学び，また，医師になってからも鍼や漢方を勉強して，診療の中で補完的に活用していました．西洋医療では完治できない，また，症状の緩和を十分にできないものに対して，症状の低減，緩和などの効果のあるものもあり，近年では研究によってエビデンスが示されている治療薬・方法もあります．

　近年，ソーシャルビジネスが活発化してきています．社会問題をビジネス側

からアプローチするもので，アフリカなどでは，診療所にソーラーパネルで電気を引く，モバイルのX線や超音波の診断装置を設置するなど，日本からもさまざまなソーシャルビジネスが始まっています．今後は，無償で支援するだけでなく，現地が求めているものをビジネスを通じて解決していく，持続開発型のソリューションも活発に実践していく必要があるでしょう．

　以上のように，国レベルには保健分野のさまざまなアクターがいますが，保健医療に直接・間接的にインパクトを与える教育，農業など他セクターのアクターもいて，それらと連携・協働し，人々の命と健康のために相乗効果のある取り組みを行うことはとても重要です．

4 | グローバルヘルスにおける
主要なアクター

　本章では，グローバルヘルスにおける主要なアクターをもう少し詳しく説明しましょう．

　ウェブサイトや日本国内で入手できる国際保健の教科書や出版物などでも情報は入手できるので，ここでは一般的な紹介は最小限にして，それらのアクターで働いた友人・知人の情報やそれらと一緒に働いた私の経験を含めてお話をしたいと思います．

国連機関

　グローバルヘルスを志す人がよく，「国連で働きたい」「国際機関で働きたい」というのを聞きますが，国連＝国際機関ではないので，まず説明をしたいと思います．

　国際機関または国際機構 international organization とは，1ヵ国では対応しきれない問題の解決のため，複数の国や地域の政府や民間組織などを集めて，国際的な活動をする組織です．この中に，政府間組織（IGO）と国際非政府組織（INGO）の2つがあり，前者は政府，後者は非政府（民間団体など）が主体で構成・運営されます．

　国際連合（国連）は，国際機関の1つで，政府間組織といえますが，厳密には，国連とは総会，安全保障理事会など6つの機関を指し，WHOなどの15の専門機関やユニセフ（国連児童基金）など多くの計画や基金，機関を含める場合には国連システムといいます．本書では，総じて国連機関とよびます．

　グローバルヘルスにかかわる代表的な国連機関には，WHO，ユニセフ，UNFPA，UNAIDS などがあり，国レベルで保健セクターの会議を開くと，通常，これらの組織が参加します．

　ただし，同じ国連機関でも，これらの組織の設立目的や権限，また，予算規模，影響力，組織文化などはかなり異なります．国レベルでは，時に予算やス

タッフ数に10倍以上の開きがあり，組織文化も官僚的なところと率直に意見を言い合えるところといった違いがみられることもあります．もちろん，国によって，また，組織のリーダーによっても異なります．

以下に，グローバルヘルスに多大な貢献をしている国連機関を紹介します．

❶世界保健機関（WHO）

グローバルヘルスというとまず初めに思い浮かべるのがWHOではないでしょうか．

保健分野での国連の専門機関で，世界194ヵ国が加盟し，本部はスイス・ジュネーブ，世界約150ヵ所に現地事務所，5ヵ所に地域事務所があります．年に1度開催される世界保健総会には，加盟国政府（主に厚生労働省）や関連機関の代表が集い，グローバルヘルスの主要課題が議論され，その目標や戦略，行動計画などに関して国際的な合意がなされます．

特に，規範や基準作り，研究開発された治療薬や診断薬などの承認はWHOにしかできません．世界に横たわるさまざまな保健問題をカバーし，その解決に向けたリーダーシップや調整を期待されています．しかし，現実には，先述したように，年間予算はゲイツ財団よりも少なく，総職員数も世界に約8,000人程度で，世界100ヵ国以上もある低中所得国の多様で甚大な保健問題をWHOだけで解決することは不可能です．

また，本部と地域の事務局長は，各国政府代表による選挙で選ばれるため，その組織体制や人事も政治的・官僚的な部分が多いといわれます．そのマイナス部分を解消し，より効果的・効率的な組織体制・運営を目指してこれまでさまざまな改革がなされてきましたが，いまだに課題は多いといわれています．

あるWHOの元幹部が「WHOを一言で言うと，みんながNoということをYesにもっていく機関だ」と語っていましたが，言い得て妙だと思います．「すべての人々が可能な最高の健康水準に到達すること」（世界保健憲章第1条）の重要性に誰もが合意しながら，たとえば，「治療薬の価格を下げて世界でのアクセスを向上させる」「禁煙促進・タバコの規制をする」などの具体的な規準や規制，メカニズムを作る段階になると，自国の製薬会社やタバコ業界の擁護のために反対する国も出てきます．地域や国によってさまざまな利害関係もあるため，一筋縄ではいかないことも多くあります．

また，エボラ熱や新型コロナなどのパンデミックでは，WHOは早期からデ

ータを収集・分析して世界に発信し，早期警戒をよびかけ，唯一「国際的に懸念される公衆衛生上の緊急事態（PHEIC）」を宣言する権限をもちます．開発されたワクチンや治療薬の緊急使用の承認，診断・治療・予防といった指針作りなどの重要な役割も WHO が担っています．

しかし，国レベルにおいては，実際の感染症対策の支援や医薬品などの調達などは，むしろほかの国際機関や二国間援助機関，NGO などが実施し，そちらの方が効果も効率もいい場合が多いです．人道支援においても，WHO は情報の収集や世界に向けた発信，また，調整役としての役割は大きいですが，現場での主役は当該国政府であり，また，それが弱体の場合には NGO やほかの国際機関の貢献度の方が大きい場合も多いです．

したがって，保健分野の特定領域で，自分の専門性を生かして，また深めて，データの集積・分析・発信をしたい，世界の基準や規範，指針作り，地域や国レベルで保健政策や戦略作りに貢献したい，という人には適した機関ですが，現場の保健活動を支援したい，人道支援をしたい，目に見える形の貢献をしたい場合には物足りない，また，限界を感じるという人もいます．

❷国連児童基金（UNICEF）

国連児童基金は元々，第二次世界大戦によって荒廃した国々の子どもたちを飢えや病気から救うために 1946 年に設立され，初めは，国際児童緊急基金 United Nations International Children's Emergency Fund（UNICEF）と名づけられたため，この英語の頭文字を継承しています．世界の大規模災害や紛争における子どもや母親への人道支援で現在も活躍していますが，活動は広げられ，世界の全ての子どもが生存，保護，発育などの権利をもてるよう，保健，水・衛生，栄養，教育，保護等の包括的な支援を行っています．

私は 2006～2013 年までユニセフに勤めましたが，数あるグローバルヘルスのアクターの中からユニセフを選んだ理由は，緊急支援における対応の迅速性と影響力，保健のみならず，栄養や水・衛生，教育を含めた包括的アプローチ，NGO や市民社会と協働して地域に根差した活動を行う現場主義，の 3 つです．ミャンマーとソマリアでユニセフの保健医療，栄養，水・衛生事業の統括をしましたが，政府が軍事政権であろうが，国が内戦状態であろうが，子どもやお母さんを救うためにできることは何でもやる，その国の活動をサポートするために，地域事務所や本部も全面的にサポートする，という姿勢，体制，

組織文化にはおおいに満足しました.

　特にユニセフの比較優位性は, サプライチェーンとコミュニケーション, そしてイノベーションにあると思います. デンマークのコペンハーゲンにある物資供給センターには必須医薬品や緊急援助物資などの大規模な倉庫があり, 各国のニーズに応じて迅速に対応しています. また, 手洗い, 母乳育児, ワクチン接種, HIV 予防など, 人々の意識や行動の変容によって救える命は多いため, ユニセフはコミュニケーションの専門家を多く抱え, 現場支援を行っています.

　ただし, 専門性をもっと高めたい, 深めたい, また, グローバルレベルで, 保健政策や戦略, 国際協調をリードしたい, という人には, ある時期から物足りなく感じるかもしれません. また, 現場において, ユニセフは住民に直接サービスを行うのではなく, 現地の政府や NGO などを支援して間接的にかかわるので, 直接, 患者や住民, 被災者などにサービスを提供したいという人には NGO をお勧めします.

❸国連人口基金 (UNFPA)

　国連総会のイニシアチブで 1969 年に設立された UNFPA は, 当初の名称 UN Fund for Population Activities が示すとおり, 世界の人口爆発やそれに関連する人口問題への対処, 特に政府によるマクロな人口政策への支援が中心でした. 1994 年の国際人口開発会議 (カイロ会議) を契機に, リプロダクティブ・ヘルス / ライツ (性と生殖に関する健康 / 権利) や女性のエンパワメントといったミクロの視点が重視され, また, HIV/ エイズの世界的流行などで, UNFPA の活動も変遷してきました.

　リプロダクティブ・ヘルス / ライツはとても重要な課題でありながら, 宗教的また政治的な論争となることもあり, UNFPA はその渦中に巻き込まれることがあります. 特に, 米国の大統領の中には, 共和党のレーガン大統領 (当時) が 1984 年メキシコシティで開かれた国際人口会議を契機に導入した「メキシコシティ政策」, 通称「グローバル・ギャグ・ルール Global Gag Rule」とよばれる開発協力政策を現在でも適用することがあります. これは, 人工妊娠中絶の実施やそれに関連する活動を規制し, これにかかわる組織・団体には資金を拠出しないもので, これにより UNFPA は世界のトップドナーである米国からの巨額の拠出を失い, 資金繰りが厳しくなることがあります.

　それでも, リプロダクティブ・ヘルス / ライツ, ジェンダー, 女性のエンパ

ワメント，人口問題などに関心がある人にとっては，UNFPA は魅力ある組織だと思います．世界には正確な人口統計がない，女性の健康がなおざりにされ，十分な権利もないという国がいまだに多くあり，UNFPA がやるべきことは多くあります．ただし，アドボカシーだけでなく，実際にそれを変えるだけの活動ができるか，影響力があるかは，国によって状況が異なるようです．

❹国連合同エイズ計画（UNAIDS）

　世界を席巻した HIV/ エイズパンデミックに対して，保健医療からのアプローチだけでは解決困難と考え，包括的かつ調整の取れた国際連携・協力を進めるために，国連難民高等弁務官（UNHCR），ユニセフ，世界食糧計画（WFP），WHO，世界銀行など，当初 11 の国連機関が共同スポンサーとなって 1996 年に設立した組織です．WHO 本部の建物の中に事務局があります．

　通常であれば WHO が実施するような活動，たとえば，世界の HIV 流行状況や対策の進展に関するデータ収集・分析・発信，国際戦略や国際目標の設定なども行い，ほかに，偏見・差別・人権侵害への介入，政策・戦略作りへの技術支援など，HIV/ エイズ対策に対する多角的・包括的な支援を行い，市民社会組織やアドボカシー団体などとの協力・連携も積極的に行っています．

　近年，新規感染者数や死者数が減り，HIV/ エイズへの関心が下がる中，UNAIDS への資金拠出を減らす政府も出てきています．特に，2021 年には英国が UNAIDS への予算を大幅に減らすとして，大きな波紋を生み，本部でも人員削減や効率化が行われました．

❺国連開発計画（UNDP）

　国連の開発ネットワークを先導し，その調整役も果たす機関で，世界 170 ヵ国以上で活動しています．その活動は，貧困の軽減，民主的ガバナンスと平和構築，気候変動と災害や紛争などのリスク低減・対応強化，環境保全，ジェンダー平等の実現など多岐にわたり，時に「何をやっているのかわからない」との声も聞かれるほどです．

　一方，UNDP は国連システム内でほかに実施できる機関がない時の「最後の手段 last resort」といわれることもあります．たとえば，政情不安で政府のガバナンスも透明性もなく，頼れる NGO もないような脆弱国では，グローバルファンドの支援事業の資金管理を UNDP に任せることがあります．その結果，

2020年には20ヵ国以上の感染症対策および保健システム強化の支援として日本円にして300億円以上の資金をUNDPが管理し，そのためのプログラム管理，物資調達，財務，リスク管理などに多くの職員やコンサルタントを有しています．新型コロナ対策でも，医療従事者を感染から守る防護具などの国際調達・流通で大きな貢献をしました．

また，私が所属するグローバルヘルス技術振興基金（GHIT）とは，「新規医療技術のアクセスと提供に関するパートナーシップ（ADP）」を通じて連携協力をしています．

UNDPのグローバルヘルスに関する詳しい戦略・活動については，ぜひ，UNDPの「HIV・保健・開発戦略」や「HIV・保健・開発年次報告書」をお読みください．

❻国連プロジェクトサービス機関（UNOPS）

UNOPS（ユノップスとよびます）はもともとUNDPの一部局として設置された組織で，1993年に独立した国連機関となりました．「調達，契約管理，土木工事，インフラ開発，これらに関連する能力開発に関し，国連システムにおける中心的資源である」と国連総会でその任務が定められているとおり，プロジェクトサービス（事業運営・実施）に特化しています．国際機関や政府機関（援助国・被援助国とも）が内部で管理や実施をするのが難しい時，または外注・委託した方がよい時などに，UNOPSを活用しています．「困った時のUNOPS」「国連の何でも屋さん」などという声も聞かれます．

世界80ヵ国以上で毎年1,000件以上の援助事業を実施しており，保健分野でも，西アフリカ3ヵ国のエボラ熱流行からの復興支援，ミャンマーにおける3MDGファンド（多ドナーによる三大感染症や母子保健などMDGs実現のための支援基金）の管理運営，セルビアの農村開発と保健改善などがあります．保健の専門知識がなくとも，プロジェクト管理，調達・物流，インフラ整備などの知識・経験があれば採用されることも多いようです．

❼国際移住機関（IOM）

IOMは1951年，世界的な人の移動・移住の問題を扱う機関として誕生し，2016年に国連に加入しました．現在，気候変動，自然災害，紛争，経済格差，都市化，高所得国での労働力不足などの要因によって，国内外の移動・移住は

有史以来最も多くなりました．推計 10 億人，世界の 7 人に 1 人が移民といわれています．

これに伴う保健医療問題やニーズも高まり，また，IOM は現場主義で，世界 400ヵ所以上に事務所をもち，機動力と即戦力があるためか，近年，グローバルヘルス分野での IOM の活躍には目を見張るものがあります．世界で起きた大規模災害はもとより，紛争や政治不安が長期化したソマリアやアフガニスタンなどでも保健医療活動を続け，西アフリカのエボラ熱や新型コロナパンデミックでも活躍しています．

IOM を「NGO に最も近い国連機関」という人もいます．プロジェクタイゼーション projectization とよばれる組織運営で，その時，その場所で必要なプロジェクト（事業）を資金調達をしながら速攻で立ち上げ，その実施に必要な人材や物資を集めて，事業の管理運営をするものです．そのため，さまざまな国連組織が活動していても，その隙間にあるさまざまなニーズを拾って事業を展開し，その事業のパフォーマンスや成果に高い評価も得ていることから，IOM に資金を投入するドナーも増えているようです．

グローバルファンドも IOM と協働事業をしていますが，南スーダンやシリア，イラクなどの活動が困難な場所でも，マラリア予防の薬剤処理蚊帳の配布から，差別や偏見にさらされた性産業従事者への HIV 予防や治療サービス提供など，きめ細かな事業を実施しています．

日本政府も IOM への資金拠出を行っており，そのようなプロジェクトでは日本人の採用も積極的なようです．プロジェクト中心のため，雇用形態も短期のものが多いですが，現場で経験を積み，実力をつける上ではお勧めの機関といえます．

❽その他の国連機関

国連難民高等弁務官事務所（UNHCR），世界食糧計画（WFP），国連食糧農業機関（FAO），国際労働機関（ILO），国連パレスチナ難民救済事業機関（UNRWA），国連人道問題調整事務所（OCHA）などにも，グローバルヘルスにかかわる事業や活動があり，そこで働く友人・知人もいます．実は若い頃，私は難民医療に関心があったので UNHCR で働きたいと思ったことがありますが，実際の難民への保健医療サービスは国境なき医師団（MSF）などの NGO が中心に行っており，UNHCR の中にある保健専門家のポストは，難民の公衆

衛生対策の計画や方針作り，疫学データ管理など限定的でした．

　数は少なくとも，これらの国連機関の中には魅力的なポストもありますので，ぜひ，空席情報をチェックし，また，それらの機関に属している人から情報を収集してみてください．

政府間国際組織・政府間連携

　上記の国連機関以外の政府間国際組織の中にも，また，組織化はしていなくとも，政府間の対話・連携枠組みとして，グローバルヘルスに重要な役割を果たしているアクターがいます．そのうちのいくつかを以下に紹介します．

❶経済協力開発機構（OECD）

　欧州諸国を中心に日・米を含め 38ヵ国の先進国が加盟する国際機関です．国際マクロ経済動向，貿易，持続可能な開発などさまざまな分野で，加盟国のデータを収集・分析して，課題 issue を同定・検討し，解決 solution に向けた提言や提案をしており，世界最大のシンクタンクともよばれています．

　オンラインでほとんどの情報を入手することができ，保健分野であれば下記などで，これら加盟国の保健医療指標の多くをみることができます．

- ● OECD Health Statistics 2022
  https://www.oecd.org/els/health-systems/health-data.htm

　OECD では，保健大臣会合や保健委員会 Health Committee，さらにさまざまな作業部会や専門家会合を開催し，加盟国を中心に世界が抱える保健課題について議論・検討し，具体的な提言やアクションに結びつけています．

❷欧州連合（EU）

　2021 年時点で欧州 27ヵ国からなる連合体である EU は，グローバルヘルスに対しても毎年日本円で 1,000 億円ほどの支援を行っています．このうち 4 分の 3 が二国間援助，4 分の 1 は多国間援助の予算です．

　EU が二国間援助をするというのも奇異に聞こえますが，欧州にとって重要な課題や優先国を選び，それらに対し，特に保健政策や保健システムの強化，

基礎的な保健医療サービス普及に向けた支援をしています．このための援助機関を EU として有するわけではなく，実施国政府や国際機関，NGO などを通じて支援しています．

たとえば，ソマリアに対する EU の保健援助は，私が働いていた当時，ユニセフを通じて実施しており，ケニア駐在の EU の保健アドバイザーがその進捗状況をチェックしていました．3 年間で 2 億円程度の母子保健プロジェクトでしたが，成果を高めるためのアプローチ，モニタリング評価の方法など，さまざまな議論を闘わせたことを覚えています．

ちなみに，EU の保健分野の多国間援助は，グローバルファンドや Gavi，WHO，UNRWA などを通じて実施され，EU のグローバルヘルス担当者が各理事会や委員会などに積極的に参加しています．

2020 年には欧州が COVID-19 によって大打撃を受けたため，「チームヨーロッパ支援パッケージ」として欧州自体，また，低中所得国に対してコロナ対策を積極的に支援しました．

❸アフリカ連合（AU）

アフリカ連合（AU）は，アフリカ 55 の国・地域が加盟する世界最大級の地域の政府間組織で，事務局はエチオピアの首都アディスアベバにあります．アフリカの保健分野の主要課題解決に向けて政治的リーダーシップを発揮しており，総会では主要課題であるエイズ，結核，マラリアなどの解決に向けた議論をし，政治宣言や誓約を行ってきました．AU 内には保健・栄養・人口局があり，アフリカ保健戦略 2016-2030 の計画・実施などを行っています．

2016 年には AU 加盟国の疾病対策や予防活動を支援すべく，アフリカ疾病管理予防センター（CDC）が設置され，新型コロナパンデミックを契機にさらにその役割や機能が強化されています．欧米で開発製造されたワクチンを含む医薬品や医療器材が迅速に供給されなかったことを受け，アフリカ CDC を通じて，将来のパンデミックに備えるため，アフリカ域内で研究開発や医薬品の製造能力を高める，また，保健情報システムや人材育成の強化をする努力がなされています．

❹東南アジア諸国連合（ASEAN）

1967 年に東南アジア地域の平和と安定や経済成長の促進を目的として設立

された 10ヵ国が加盟する地域協力機構で，日本・中国・韓国の首脳が加わる会議は ASEAN＋3 と称しています．

ASEAN 諸国では，感染症対策，母子保健，栄養改善などの従来からの課題に加え，近年，急速な高齢化や生活習慣病の増加などが新たな問題となっているため，近年では保健医療分野が重点課題の 1 つとなっています．

特に日本は ASEAN 諸国との関係が重要で，近年のこの地域の保健課題解決に向けて日本の経験が生かせるとの考えから，「日 ASEAN 健康イニシアチブ」などを発表して，健康増進，疾病予防，医療水準の向上に向けた人材育成などに貢献しています．

また，新型コロナの教訓を基に，2022 年の ASEAN 保健大臣会議では，将来のパンデミックへの備えなどのために，ASEAN 感染症対策センター（ACPHEED）を設立することを合意しました．

❺先進 7 か国（G7）

G7（日本，米国，英国，ドイツ，フランス，イタリア，カナダ）および G8（＋ロシア）は国際機関ではありませんが，これらの政府間の対話と連携はグローバルヘルスの潮流作り，特に多額の援助資金の流れに重要な影響を与えています．

先述のとおり，特に 2000 年九州沖縄サミット以降，首脳会議でもグローバルヘルスが中心議題となることも増え，保健大臣会合や財務大臣会合でもさまざまな保健議題の話し合いがなされています．たとえば，2022 年の G7 保健大臣会合では，新型コロナパンデミックの克服，薬剤耐性への対処，気候変動に鑑みた保健システムなどが議論されました．

❻ 20 か国・地域（G20）

G7 に参加する 7ヵ国，EU，ロシア，に新興国 11ヵ国（アルゼンチン，オーストラリア，ブラジル，中国，インド，インドネシア，韓国，メキシコ，サウジアラビア，南アフリカ，トルコ）を加えた 20 の国・地域からなるグループです．これも国際機関ではありませんが，グローバルな保健課題に関する政府間対話を進め，解決に向けた連携や行動を促進するグループとして，重要性が増しています．

特にコロナ危機対応や将来のパンデミック準備に関して，首脳会議や保健大

臣会合などで，G20 に共通するグローバルヘルス課題を議論し，その解決に向けた連携・協力を進めており，世界での存在感や影響力を増しています．

国際開発金融機関

　世界には，国や地域の貧困削減，人間開発を含む社会・経済の発展を目的として，低中所得国の政府や民間に資金を有償で貸したり，無償で援助したりする国際開発金融機関があります．グローバルヘルス分野でもその役割は多大ですので，以下に紹介します．

❶世界銀行 World Bank
　世界銀行は，低所得国を中心に無償または貸出しで支援を行う国際開発協会（IDA）と，中所得国や信用貸しのできる国を支援する国際復興開発銀行（IBRD）の 2 つからなり，世界銀行グループといった場合は，さらに，国際金融公社（IFC），国際投資紛争解決センター（ICSID），多数国間投資保証機関（MIGA）が加わる巨大な組織です．日本も 1953 年から世界銀行から多額の融資を受けたプロジェクトが東海道新幹線や黒部ダムの建設など 30 件以上あり，戦後の復興を支えました．

　世界銀行には保健・栄養・人口（HNP）セクターという部署があり，また，地域局や国事務所にもグローバルヘルスにかかわる多くの専門家がいます．世界銀行の名のとおり，資金を扱い，資源の最適配分，サービスの効率化など，保健医療の経済的側面からのアプローチが多いため，空席情報を見ると「ヘルス・エコノミスト」の需要が高いようです．ただし，実際には医療経済に関する高い専門性がなくとも，一般的な保健医療システムやプロジェクト管理の専門性でやっていけるようです．また，ヘルス・エコノミスト以外にも，さまざまな専門性を生かせるポストがあります．

　近年，グローバルヘルス分野での世界銀行の存在感は大きく，低中所得国でさまざまな国別の保健プロジェクトを行うとともに，革新的なアプローチも行っています．

　また，資金を集めて新たなイニシアティブを行う場合，世界銀行にその資金管理や事務局を委託する場合もあります．グローバルファンドも設立当初からしばらくは，世界銀行に資金の管財を委託していました．後述（p.61）の「グ

ローバル・ファイナンシング・ファシリティ（GFF）」も，世界銀行内に事務局があります．

世界銀行は，西アフリカのエボラ熱流行でも多額の支援を行いましたが，その教訓から 2017 年にはパンデミック発生時に途上国を支援する資金としてパンデミック債を発行しました．残念ながら，新型コロナではうまく機能しませんでしたが，投資マネーをグローバルヘルスに活用するというアプローチは保健分野の財政余地 fiscal space を広げるため，今後も模索する必要があるでしょう．

将来のパンデミック対応への資金調達・管理の議論でも世界銀行への期待は大きく，そのための新たな金融仲介基金（FIF）を創設することが決まりました．

❷アジア開発銀行（ADB）

世界最大の貧困人口を抱えるアジア・太平洋地域を対象に，貧困削減を図り，平等な経済成長に貢献することを目的とした開発金融機関で，本部はフィリピン・マニラ市にあります．

以前より，ADB では国別の保健システム強化や母子保健などのプロジェクト，メコン川流域国や太平洋島嶼国でのエイズやマラリア対策などの地域別のプロジェクトやイニシアティブを実施してきましたが，新型コロナ対策ではさらにその存在感を示しました．2020 年にはその支援総額の 12% を保健分野が占め，200 億ドルの新型コロナ支援パッケージでは医療品や個人防護具の提供，検査体制の充実などとともに，新型コロナによる社会的，経済的影響を緩和するための財政支援も行いました．また，迅速なワクチン普及に向けて，「アジア太平洋ワクチン・アクセス・ファシリティ」も立ち上げました．

日本は設立以来，最大の出資国で，歴代総裁も日本人です．邦人スタッフは 2019 年末時点で 152 人と職員の 12% 近くを占め，これほどの割合を占める国際機関はほかにないでしょう．組織文化的にも欧米の国際機関に比べてアジア的で，日本人には働きやすい環境といわれます．採用でも，日本にリクルートミッションを送り，採用説明会や書類選考通過者対象の個別面談などを行っています．時に保健分野のポストもありますので，関心のある方は参加してみてください．

❸米州開発銀行（IDB）

　中南米・カリブ海諸国の発展を支援するため，1959年に設立された国際金融機関で，米国ワシントン D.C. に本部をもちます.

　この地域の国々は全て中所得国に移行しましたが，ベネズエラやハイチのように貧富格差が激しく，政情不安や経済破綻，自然災害など課題が多い国もあります. また，依然として HIV，マラリア，ジカウイルス感染症などの感染症も流行しています.

　そのため IDB では2021年までの5年間で29の保健プロジェクトを実施しており，その中心は保健システム強化，続いて感染症対策，プライマリ・ヘルス・ケア，保健財政などです. 特に感染症対策は地域としての取り組みが重要なので，IDB とゲイツ財団，グローバルファンドとの協調融資で地域ぐるみで協働する「マラリア排除イニシアティブ」などを実施しています.

❹アフリカ開発銀行（AfDB）

　アフリカの経済社会開発の促進を目的とした融資機関で，アフリカ開発銀行（AfDB），アフリカ開発基金（ADF），ナイジェリア信託基金（NTF）の3つの組織からなります.

　保健分野への投資は1975～2020年で計36億ドルを超え，特にエイズ流行によってアフリカが甚大な影響を受けたため，1990年代には多くの保健プロジェクトが作られました. それ以降は，2013年に Gavi やノルウェーなどと財政と保健をつなぐ信託基金 Value for Money Trust Fund が設置されたこともありますが，率直に言って保健分野での存在感はあまりありませんでした.

　しかし，新型コロナパンデミックでは，アフリカにおける各種対策として200万ドルの緊急支援を実施するなど，保健投資が一挙に加速しました. そのため，2021年10月には AfDB として初めて，保健分野に関する10ヵ年援助戦略を発表し，この分野での貢献を強化しようとしています.

❺イスラム開発銀行（IsDB）

　イスラム開発銀行は，サウジアラビアのジッダに本店を置く国際金融機関で，国連総会にオブザーバー参加しています. 1973年開催のイスラム会議（現在のイスラム協力機構）で設立され，57のメンバー国が資金を拠出し，イスラム諸国と非イスラム国のイスラム社会における経済発展のため金融支援を行っ

ています．イスラム法（シャリーア）に則り，社会基盤整備事業への融資は無利子です．

官民連携・パートナーシップ

　1990年代のエイズパンデミックを契機に，グローバルヘルスに注目と資金が集まったことは先述しましたが，特に1998～2008年の10年間は「グローバルヘルスの黄金時代」とよばれ，さまざまなアクターが創設されました．中でも，官民連携の必要性から生まれたのが，グローバルヘルス・パートナーシップ・イニシアティブです．課題解決のために，政府，国連・国際機関や二国間援助機関，NGOや民間企業などの間の連携・協力を促進して援助を効果的に実施しようというものです．この期間に，なんと70以上もの組織が創設され，現在，パートナーシップ，またはそれを促進する組織・機関は150以上にのぼるともいわれています．

　以下に，その代表格を紹介します．

❶世界エイズ・結核・マラリア対策基金（グローバルファンド）（TGF）

　エイズパンデミックを含む感染症問題に対処するため，元国連事務総長コフィー・アナンをはじめ，世界のリーダーたちや市民社会組織などの肝いりで2002年に創設された国際機関．2000年のG8九州・沖縄サミットにおいて，高所得国首脳会議として初めて感染症を含む保健課題を議題に取り上げ，新たな資金とパートナーシップ構築の必要性を合意させたので，日本は「生みの親」ともいわれています．

　「21世紀型パートナーシップ」とよばれる革新的な連携協力体制を具現し，高所得国と低中所得国政府，国連機関，慈善財団，民間企業，NGO，当事者団体が最高議決機関である理事会での組織運営から，国レベルでのグラントの計画・実施にまで，関係組織の連携・協力を強化しています．その結果，創設当時には，年間約500万人の命を奪っていた三大感染症（エイズ，結核，マラリア）に対し，2020年末までに130ヵ国以上の国々で4,400万人の命を救い，エイズ関連の死亡を65％，マラリアによる死亡を45％減らしました．

　私はユニセフからこの組織に移り，9年間働きましたが，その大きな理由はこの組織がもつ「パートナーシップの底力」と「成果への執着」に引かれたから

です．グローバルヘルスで最大の資金を動かしており，経済危機やコロナ危機によってドナーが多くの国際機関への拠出を減らす中，TGFへの資金は確保または増額されました．その理由の1つが，「現場でのインパクト」を具体的に示し，その最大化に努力し続けていることです．ビル・ゲイツ氏も，この組織をグローバルヘルスでのイノベーションだと語っています．その辺の詳しい内容は，拙著『世界最強組織の作り方』（ちくま新書）に詳述しましたので，ご笑覧ください．

❷ Gavi, The Vaccine Alliance

TGFとともに，革新的な組織とよばれ，官民連携により予防接種に特化し，特に子どもの命と健康を守ることを目的として2000年に設立されました．事務局はスイスのジュネーブにあり，グローバルファンドとほかの3つの国際機関（Stop TBパートナーシップ，Roll Back Malaria，Unitaid）とともに，2018年からグローバル・ヘルス・キャンパス（GHC）の中に事務局を置いています．データやエビデンスを重視した，強固なモニタリング評価体制，現場へのインパクト重視，サプライチェーン強化や保健人材の育成など保健システム強化への支援など，TGFと似た特徴があり，互いに学び合い，協力し合っています．

新型コロナパンデミックではCOVAX（新型コロナウイルスワクチンを共同購入し途上国などに分配する国際的な枠組み）を主導し，大きな役割を果たしました．

❸ Global Financing Facility（GFF）

低中所得国におけるリプロダクティブ・ヘルス（性と生殖に関する健康），母子や青少年の健康・栄養の改善を目的として，世界銀行，カナダ，ノルウェー，米国の主導によって2015年に世界銀行の中に設置された革新的資金調達メカニズム．現在では，10ヵ国以上の政府やゲイツ財団などが資金供与をしています．

2007年に世界銀行が設立したHealth Results Innovation Trust Fund（HRITF）が前身で，これが推進した成果連動型資金（RBF）のアプローチがGFFにも根強く継承され，国が主体的に取り組む施策の策定・実行を支援し，成果主義に基づいて資金提供しています．各国におけるガバナンス機構やさまざまなパー

トナーが集まるプラットフォームを通じて，母子保健やリプロダクティブ・ヘルス分野におけるパートナーシップを推進しています．

　妊産婦および乳幼児死亡率，国家財政状況，人的資本指標の低さなどを考慮して事業実施国を選定し，2023 年までに事業実施国を 50 ヵ国に拡大する予定とし，2030 年までに予防可能な理由によって命を落とす 3,500 万人の母子および青少年の命を救うことを目指しています．

❹ UHC2030

　UHC2030 は世界保健機関（WHO），世界銀行（WB），OECD が共同で事務局機能を担うユニバーサル・ヘルス・カバレッジ（UHC）推進を目的としたパートナーシップです．2016 年 G7 伊勢志摩サミットにおいて，UHC を推進するためのプラットフォームとして UHC2030 を作るという政治的な宣言があり，その年に設置されました．UHC2030 の主な役割は，国際機関や国，市民社会組織等の意見を集約し，それぞれの動きを効果的かつ継続的に推進させることです．2019 年の国連 UHC ハイレベル会合でもマルチステークホルダーからのヒアリングを基に，6 つの重点分野を UHC2030 が定義し，実際に多くの提案が政治宣言に含まれました．

　UHC2030 の加盟国は 90 ヵ国以上あり，ほかにも国際機関や市民社会組織や民間セクターや財団など分野を越えたステークホルダーが加入しています．UHC2030 は政治的なプロセスの中でアドボカシーや説明責任を果たせるよう，研修の実施やガイドラインの策定をしています．また，国連加盟国 193 ヵ国の UHC コミットメント進捗のモニタリングとまとめ，UHC 推進が望まれる対象国への支援や市民社会組織への啓発なども行っています．

❺その他

　このほかにも，保健政策や保健システムの研究を促進してグローバルヘルスに貢献しようとする保健政策・システム研究アライアンス（AHPSR），保健人材の育成や強化を支援する国際保健人材ネットワーク（GHWN）など，さまざまなパートナーシップがあります．

民間財団・慈善団体

　グローバルヘルスにおける民間財団の役割は甚大で，WHO 創設よりずっと前から国際貢献を始めており，現在もグローバルヘルスの潮流作りから，国レベル，プログラムレベルでの支援まで，その影響力は多大です．

　世界中から優秀なスタッフを集め，国連機関よりも給与が高額で，就職も困難な組織もありますが，日本人をインターンやスタッフとして受け入れているところもあります．

　以下に主要な民間財団を示します．

❶ロックフェラー財団 Rockefeller Foundation

　米国の石油王ジョン・ロックフェラーが 1913 年に作った慈善事業団体．ニューヨークに本部を置き，慈善団体ランキングでは世界最大規模，世界で最も影響力のある NGO の 1 つです．「人類の福祉の増進，教育」を活動目的とし，保健医療は 5 つの柱の 1 つとして，研究補助金，奨学金，大学・研究所への支援などを行い，公衆衛生の発展のため，日本の国立公衆衛生院（国立保健医療科学院）やジョンズホプキンス大学，ハーバード大学など多くの組織に建物建設を含む寄付をしてきました．自らロックフェラー医学研究センター（後に，ロックフェラー大学となる）も創設し，生理学賞・医学賞を含む 20 以上のノーベル賞受賞者を生んでいます．

　グローバルヘルスにかかわるさまざまな研究や事業を支援してきましたが，中でも 1910～14 年に「鉤虫 hookworm 根絶のためのロックフェラー衛生委員会」を設置して実施した駆虫薬やトイレ設置・靴履きの促進などのキャンペーン活動は，後の感染症対策のひな型となり，その後も黄熱，マラリアなどの感染症対策，母子保健対策などに多大な貢献をしました．また，1927 年に財団が設置した国際保健理事会（IHB）は，米国以外の国々に現地職員を置き，各国政府を巻き込んで感染症対策を促進し，これが第一次世界大戦後に発足した国際連盟保健機関 League of Nations Health Organization のモデルになったともいわれています．

　近年では，人類を含めた多様な生物や生態系，地球環境などを含めて総合的に健康を考える「プラネタリーヘルス planetary health」を提唱し，また，新型コロナに対しても早期から検査拡大を含む対策を支援し，将来に向けてパン

デミック予防研究所 Pandemic Prevention Institute を創設しており，現在でもグローバルヘルスでの貢献は健在です．

❷ロータリー財団 Rotary Foundation

仕事上の付き合いから親友関係にまで発展するような仲間を増やしたいとの趣旨で 1905 年に米国シカゴで生まれたのがロータリークラブ（集会を各自の事務所もち回りで順番に開くことから命名）ですが，そこから発展した「国際ロータリー」の当時の会長アーチ・クランフが，1917 年に「世界でよいことをする Doing good in the world」ために発足した基金から生まれたのが本財団です．

グローバルヘルス分野での貢献は大きく，1979 年以来，ポリオ根絶に向けて世界で 20 億ドル以上の資金を提供し，120ヵ国以上で 30 億人以上の子どもに予防接種を提供してきました．また，近年では，「疾病予防と治療」と銘打ったグローバル補助金を提供し，感染症対策や母子保健のみならず，非感染性疾患，薬物中毒予防，アルツハイマー病と認知症などさまざまな対策への支援を行い，また，医療機器の提供，人材育成などの保健医療システム強化を支援しています．

❸ビル & メリンダ・ゲイツ財団（BMGF）

マイクロソフト創設者ビル・ゲイツ氏が当時妻だったメリンダ氏と共同で 2000 年に米国シアトルに本部を設立した，現在，世界最大の非営利団体．通称「ゲイツ財団」．グローバルヘルス分野で近年，絶大な影響力と存在感を示しています．

「全ての生命の価値は等しい All live shave equal value」との信念の下，国際開発プログラム，グローバルヘルスプログラム，米国プログラムの 3 つのプログラムを展開し，世界における不平等の解消，特に予防・治療可能な子どもたちの死亡と病気，マラリア，エイズ，ポリオを含む感染症対策や母子保健などに注力しています．グローバルヘルスにおけるイノベーションをもたらし，人の命を救うためのインパクトの最大化・最適化・加速化を図っています．

たとえば，被援助国に対して直接的な資金提供などを行うだけでなく，グローバルヘルスの主要機関に投資をしながら，その役割や影響力を強化することで，グローバルヘルスのガバナンスや連携協力の強化，データや科学的根拠の

創造と活用への支援，成果をもたらす研究・開発・イノベーションへの投資などの活動を行っています．ゲイツ元夫妻が亡くなった場合，その後20年以内に財団は消滅するという「明確な期限」が設けられており，それまでに成果を出すことを目指しています．

予算規模は民間基金としては世界最大で，グローバルヘルスだけでも年間50億ドル（およそ5,500億円）超，WHO予算をはるかにしのぎ，WHOやグローバルファンド，Gaviなど主要なアクターに巨額の資金を拠出しています．ゲイツ財団からの支援が止まると，多くの機関で動かなくなる事業があるほどです．

❹ウェルカム財団 Wellcome

製薬業界の大物，ヘンリー・ウェルカムの遺産を基に，「全ての人が直面している緊急の健康問題を解決するための科学を支援する」ことを目的として，1936年に英国ロンドンに設立されました．2020年の基金総額は291億ポンドで，世界4位の予算額をもつ慈善財団です．

主要事業は「blue sky science（青空科学）」とよばれ，実社会にすぐには結びつかなくとも，好奇心を刺激するような科学を長期的，時に50年後先まで見据えて支援しています．年間の助成金は約10億ポンドで，何千人もの研究者を支援し，その助成対象の広さや深さも特徴的です．

グローバルヘルス分野では，これまでも抗マラリア薬のアルテミシニンの開発など多くの業績がありますが，新型コロナパンデミックを契機に感染症研究への予算を増額し，また，地球温暖化による健康影響や精神衛生など，いまだエビデンスや対策が不十分な領域への支援も行っています．さらに一般社会に科学への理解を深めるための社会活動もしており，医学史に関する膨大な書物・写真・フィルムなどを所蔵するウェルカム図書館や展示場などが一般公開されています．

❺クリントン保健アクセスイニシアチブ（CHAI）

クリントン元米国大統領やヒラリー・クリントン氏，娘チェルシー氏らクリントン一家が主宰し2002年に設立された慈善財団．世界35ヵ国以上で，母子保健，エイズ，結核，マラリアなど，低中所得国の保健医療の優先課題に関する診断・治療・予防にかかわる医薬品のアクセス向上の活動を行っています．

たとえば，HIV対策のための小児用の抗レトロウイルス薬や診断法，曝露前予防内服（PrEP），下痢症対策のための亜鉛と経口補液剤，肺炎対策のためのパルスオキシメーター（動脈血酸素飽和度と脈拍数を測定する装置）や医療用酸素など，普及すれば（アクセスしやすくすれば）死亡率を低減できる問題を把握し，その解消に向けて革新的なアプローチを取っています．

　独創性をもち，イノベーションを形にして，結果を出せる人材を集め，形式主義をできるだけ排し，集めた人材が活躍できる独特の組織文化をもっているようです．グローバルファンドはCHAIと共同事業を行い，そこから人材も流れてきますが，現場を変えるための強いパッションをもった優秀な人が多い印象です．

　ちなみに，米国大統領には，引退後に財団などを創設して慈善事業に打ち込む人が少なくないのですが，その理由の1つとして，引退後の年間報酬（日本円で約4,400万円），講演料（1回数千万円もある），回顧録などの本の出版（クリントン氏は出版権だけで推定約15億円）などの高収入があるためともいわれています．

❻アガカーン財団（AKF）

　パキスタン国籍でスイス生まれのイスラム教イスマイリ派九代教主カリム・アガ・カーン4世が1967年にスイス・ジュネーブに創設した財団で，アフガニスタン，ケニア，パキスタン，シリアなど約30ヵ国で保健・栄養，教育，農業など6つの分野で活動しています．保健分野の活動は質の高い病院での医療提供から，地域での手洗いなどによる疾病予防，遠隔医療を用いた精神ケアや外科治療のフォローアップなど，多岐にわたっています．また，マルチインプット領域開発（MIAD）アプローチとよばれる，社会的，経済的，文化的介入を統合的に行って村落開発などを行い，健康改善を行っています．

❼国連財団（UNF）

　CNNの創業者で篤志家であるテッド・ターナー氏が，人類が直面するさまざまな問題を解決し国際社会を発展させるためには国連の役割が不可欠であるという信念の下に1998年に米国ワシントンD.C.に設立した財団．20年間で20億ドル以上の資金調達をし，ジェンダー不平等，地球環境・気候変動，紛争・災害などの解決に向けた支援を行い，グローバルヘルスも優先課題の1

つです．国連財団の名のとおり，WHO やユニセフ，UNHCR などの国連機関を通じて支援することが多いですが，グローバルファンドなどの国際機関にも資金を提供しています．麻疹・風疹・ポリオなどの感染症対策やリプロダクティブ・ヘルスに積極的な支援を行ってきました．

❽フォード財団 Ford Foundation

1936 年，米フォード自動車創業者の息子で，第 2 代社長エゼル・フォードが創設し，本部を米国ニューヨークに置く財団．支援金総額 150 億ドル（約 1.5 兆円）以上という潤沢な資金を世界人類の繁栄のために提供し，平和，環境，福祉，さらにそれらを持続するための政治的および経済的な社会システムの形成を目指し，毎年約 2,000 件に貸付や助成を行ってきました．アフリカ，中東，アジア，ラテンアメリカ，ロシアに 12 の現地事務局を置き，それぞれの地域で活動する団体に対して，社会，経済，ガバナンス，人権，教育，芸術，文化など 10 以上の分野を支援しています．

グローバルヘルスに関しても，エイズ，リプロダクティブ・ヘルスに対して多大な支援を行っており，たとえば，2000 年から 17 年間で，西アフリカにある国々の 90 以上の組織を通じて，若者のリプロダクティブ・ヘルス／ライツの向上を支援しました．コロナ禍では，アフリカを含む多くの国でワクチン接種普及に寄与しました．

❾公益財団法人　笹川保健財団

公益財団法人日本財団の設立者笹川良一を会長，日本のハンセン病化学療法の父といわれる石館守三博士を理事長に，世界のハンセン病対策のために 1974 年に財団法人笹川記念保健協力財団として創設されました．後に，笹川医学研究振興財団と合併し，緩和ケア人材，特に看護師育成との 2 大事業を行い，2019 年に現財団名になりました．1984 年に「WHO 笹川健康賞」を創設し，プライマリ・ヘルス・ケアの実践，発展にも貢献しています．

財団設立以来，WHO のハンセン病制圧プロジェクトのほぼ全ての実施経費を負担し，2001 年から WHO ハンセン病制圧親善大使を務める日本財団会長笹川陽平氏のフィールド活動と各国首長やメディアへのアドボカシー活動も行っています．1990 年代，WHO が進めたハンセン病多剤併用療法は，笹川氏が提供した資金提供により始まり，1996〜2000 年には薬剤無償供与によっ

て世界の隅々に治療が浸透し，新患数激減のきっかけとなりました．

⑩その他

ほかにも，欧米には，リプロダクティブ・ヘルスを支援するウィリアム＆フローラ・ヒューレット財団 The William and Flora Hewlett Foundation（通称ヒューレット財団），虫歯予防のための食塩のフッ化物濃度調整や肥満防止に貢献してきた WK ケロッグ財団，さらにパーカー財団，メルク財団など数多くあります．

ドナー国政府・二国間援助機関

ドナー国政府が国際機関などを介さずに，低中所得国・地域に直接支援することを「二国間援助」といいますが，それを計画・実施する援助機関も重要なアクターです．二国間援助には，技術協力，無償資金協力，有償資金協力など国の状況や経済力によってさまざまな手法があります．

政府組織ですが，ほかの国籍でも職員として受け入れ，自国以外の NGO やコンサルタントを活用する組織も少なくありません．以下にグローバルヘルスに貢献する主な二国間援助を紹介します．

A 米 国

米国は世界一の政府開発援助（ODA）資金を有しますが，その 9 割は二国間援助に配分され，それにかかわる政府機関は 50 以上もあります．保健分野はその ODA 予算の 3 割以上を占めるため，それにかかわる二国間援助機関の予算，影響力も多大です．その主要機関は次のとおりです．

❶米国国際開発庁（USAID）

1961 年にケネディ大統領によって設置された組織で，国務省の監督下で，二国間援助の中心的な役割を担っています．予算額は 2021 年で 196 億ドル（約 2 兆円）で，約 100 の海外事務所をもち，スタッフは現地採用も含め約 1 万人です．

農業，教育，環境，民主主義，女性支援，緊急援助など多岐にわたる支援を行っていますが，保健は主要 4 本柱の 1 つです．HIV/ エイズ，ポリオ，マラ

リアなどの感染症対策から，母子保健，保健政策への支援など幅広く活動しています．

多国間援助の調整も行っており，グローバルファンドやストップTBパートナーシップなどへの資金拠出，連携・協力にも大きくかかわっています．

❷米国大統領エイズ救済緊急計画（PEPFAR）

2003年にブッシュ大統領によって発表されたエイズ対策のためのプログラムです．エイズ対策は米国の保健援助予算の6割を占め，国務省の地球規模エイズ調整官事務局（OGAC）によって計画・調整されていますが，PEPFARはその中で中心的役割を担っています．アフリカを中心に25ヵ国を優先国とし，CDCを含む専門機関，グローバルファンドを含む国際機関とも積極的に連携協力しています．

❸大統領マラリア・イニシアチブ（PMI）

世界からのマラリア撲滅を目指して，2005年にブッシュ大統領が設置．当初は5年間で15ヵ国のマラリア対策支援を行っていましたが，その後，世界の90％のマラリア疾病負荷を占めるアフリカ24ヵ国とメコン河流域3ヵ国に拡大しました．

グローバルファンドやロールバック・マラリアなどの主要な組織と連携協力しながら，マラリアの早期診断・早期治療，ベクターコントロールなどを積極的に支援しています．PEPFARと同様，データに基づいた効果的・効率的な介入を促進しています．

❹米国疾病予防管理センター（CDC）

1946年に創設され，感染症センター（NCID），ヒト免疫不全ウイルス・ウイルス性肝炎・性感染症・結核予防センター（NCHSTP），慢性疾患予防・健康増進センター（NCCDPHP）など，保健福祉省所管の疾病対策にかかわるセンターの集合体．本部はアトランタにあり，職員15,000人以上，予算約77億ドル（2020年）を有し，予算の半分は感染症対策と健康危機対応に使われています．調査研究，情報発信・助言，緊急対応，検疫・隔離，人材育成など，活動は多岐にわたります．

原則として，米国民の疾病対策，予防，健康増進を目的としていますが，世

界の健康危機は国内外に住む米国民に影響するため，エボラ熱や新型インフルエンザなどの新興感染症やサリン事件などのテロについて，世界中の情報を収集・分析し，対策を支援することも多くあります．CDC 内のグローバルヘルスセンターCenter for Global Health では，世界の感染症危機管理のため，実地疫学専門家を養成する研修コース（FETP）を提供しており，世界 60 ヵ国以上に人材派遣を行っています．

　CDC の勧告は，多くの調査研究や文献に基づき，時に WHO よりも情報収集・分析・発信に優れ，世界での影響力が大きいです．

B　英　国

　英国の二国間援助は，以前は援助政策の立案から実施までを国際開発省（DFID）が担当していましたが，2020 年 6 月に外務・英連邦省（FCO）と統合し，外務・英連邦・開発省（FCDO）の管轄となりました．

　英国の二国間援助は，JICA のような専門機関を通じてではなく，大部分はグラントとして，英国国内外の NGO や大学，現地の政府や NGO を含むさまざまなパートナーを通じて実施されています．これらの NGO や大学の専門性や経験値は高く，活動範囲も広いため，後述するように 1 つの NGO に依頼すれば数ヵ国（時に 10 ヵ国以上）で母子保健，エイズ対策，保健政策作りなどへの技術支援から物資供与までが可能です．

　英国は米国と同様，援助にもしっかりしたビジョンや目標，そのための政策や戦略を作り，データやエビデンスを重視して，モニタリング評価をしながら進めます．グローバルヘルス援助政策文書には，2021 年末に発表された「予防可能な死亡根絶アプローチ文書 Ending Preventable Deaths approach paper」と「保健システム強化援助政策方針文書 Health Systems Strengthening position paper」などがあり，これらに沿って二国間援助も進められます．ただし，国の状況やニーズに応じてグラントを決めるため，優先国に派遣された保健アドバイザーの役割が重要です．私もさまざまな国で，英国の保健アドバイザーと協力連携しましたが，彼らは保健分野の主な会合に積極的に参加し，意見を述べ，必要に応じて，その調整役やリード役も担い，いざという時には柔軟に資金も提供するため，その存在感は大きいです．国によっては，JICAの方が保健分野でより多額の資金を供与し，多くの人材を派遣しているのですが，その国の保健政策や戦略作りの支援，保健セクターの調整や援助協調など

には大きな関与をしていない，または影響力が少ないことも多く，英国からたった1人派遣された保健アドバイザーの方が存在感や影響力が大きく映ることもあります．

ただし，コロナ禍の影響もあり，2021年には英国のODA総額は，2013年以来続けてきたODA予算の国際的な目標値である対国民総所得（GNI）比0.7%を維持できなくなり，0.5%に減額しました．それに伴い，2019年には130ヵ国以上に行っていた二国間援助を2021～22年には40ヵ国未満に減らさざるを得なくなり，多国間援助重視に移行するかが注目されています．

C ドイツ

ドイツはドナー国として世界3位の保健分野援助資金を提供していますが（**表4** p.40），そのODAの約6割は二国間援助で，主に連邦経済協力開発省（BMZ）によって調整が行われ，技術協力を行うドイツ国際協力公社（GIZ）と，有償・無償資金協力を行う復興金融公庫（KfW）の2つの機関を通じて主に実施されています．

GIZは，2011年に技術協力公社（GTZ），ボランティアや専門家などの人材派遣機関（DED），人材開発・研修実施機関（InWEnt）の3組織が統合されたもので，連邦政府が出資する有限会社，KfWは復興金融公庫法に基づく公的法人です．

ドイツ連邦内閣は2020年10月に2020～30年グローバルヘルス新戦略を発表し，保健システムとUHC，感染症流行・パンデミック対応，地球温暖化による健康影響の緩和，グローバルヘルスのための研究とイノベーションなど5つの優先課題を示しています．ただし，二国間援助の対象国はかつての20ヵ国から2021年現在12ヵ国に減少し，実施を行うNGOなどのパートナーもかつての80以上から約60に減っています．

D フランス

フランスは保健分野をODAの優先課題と位置づけ，保健システム強化，UHC促進，感染症対策，リプロダクティブ・ヘルス，母子保健などを重点領域としています．グローバルファンドやGavi，Unitaidなどを通じた多国間援助と二国間援助をうまく使い分けています．

保健分野の二国間援助（無償・有償資金協力）は，フランス開発庁（AFD）

が実施機関となっていますが，技術協力には，フランス技術協力機構 French agency for international technical cooperation やエクスパティーズ・フランス Expertise France を通じて専門家が派遣されてきました．ちなみに，2022年1月にエクスパティーズ・フランスは AFD に統合されました．

　また，仏語圏サブサハラアフリカや中近東・アジアなどの優先国・地域には，主にフランス大使館内に保健アドバイザーが配置され，二国間援助と多国間援助の活動をモニターし，また，側方支援しています．

E 日　本

❶日本政府

　日本の保健分野を含めた ODA 実績（2019年）は，米国，ドイツ，英国に次ぐ第4位でした．その ODA 総額の 5.4％が保健分野で，保健分野 ODA の61％が多国間援助（特に，グローバルファンド，世界銀行，WHO，ユニセフなどを通じた支援），39％が二国間援助です．

　日本の保健外交，さらに保健分野 ODA の政策や戦略作りは，主に外務省を中心に推進されてきましたが，近年，国際的にグローバルヘルスの重要性が高まり，それに関連する予算や事業は日本国内の多省庁（外務省，厚生労働省，経済産業省，財務省など）にまたがり，産学官民のアクターも多くなったため，日本国内にグローバルヘルスの司令塔の役割が必要になってきました．現在のところ，内閣府健康・医療戦略推進本部がグローバルヘルスの新戦略を取りまとめて 2022年5月に発表するなど，その役割を果たしつつあります．

　日本の保健分野 ODA，特に二国間援助の推進には，以下に挙げる JICA が重要ですが，ほかに国立国際医療研究センター，国立感染症研究所，国立保健医療科学院，さらに大学・研究機関，NGO，民間企業，スタートアップなども参画しています．

　また，ニューヨークやジュネーブなどにある国連や国際機関日本政府代表部，低中所得国にある在外公館なども保健外交や保健分野 ODA の推進で重要な役割を果たしています．

❷独立行政法人　国際協力機構（JICA）

　日本の政府開発援助（ODA）を一元的に行う実施機関で，開発援助機関の中で世界銀行に次いで大きな予算規模をもちます．私もその短期・長期専門家と

して 30 以上の国々で働いたことがありますが，感染症対策から母子保健・地域保健などさまざまな課題に対して，専門家派遣を含む技術協力，病院や診療所建設・改修，医療機材供与などの無償資金協力，円借款，民間連携など，さまざまなスキームをもっています．さらに，大規模災害には医療チームや専門家チームの派遣や物資支援などを行う国際緊急援助，青年海外協力隊の派遣などを行う市民参加協力といった多彩なメニューも擁しています．

　以前は，グローバルヘルスを志す人は，JICA に職員として就職しても，別の分野やさまざまな部署を回らなければならないので，専門家として参加した方がいいともいわれていましたが，近年では自分の専門分野を中心に仕事に取り組める制度もでき，保健分野の専門性を生かせられるようになっているようです．

F　中　国

　かつて，多くの貧困層を抱え，感染症も蔓延していながら，保健医療サービスが行き渡っていなかった中国は，日中友好病院建設から，ポリオ，結核などの感染症対策，母子保健対策など JICA のプロジェクトだけでも 100 以上の支援を受けていました．

　1970 年代末の改革開放政策路線に転じてからは，高度成長を続け，2010年には日本の GDP を上回り，世界 2 位となりました．それに伴い，2000 年以降より中国のグローバルヘルスへの貢献度は高まり，特に，病院建設，医薬品・医療機器供与，マラリアを含む感染症対策の技術協力などが広がりました．習近平国家主席が 2013 年に「一帯一路 One Belt, One Road（OBOR）またはThe Belt and Road Initiative（BRI）」構想を提唱してからは，国際協力が加速しています．中国を起点としたアジア〜中東〜アフリカ東岸〜ヨーロッパのルートを，「一帯」とよばれる陸路と「一路」とよばれる海路によって結ぶことで，その地域全体における経済的協力関係を構築するもので，中国の重要な国家戦略となっています．2017 年には「一帯一路保健協力」と「保健シルクロード」に関するコミュニケを発表し，中国のグローバルヘルスへの支援を世界に打ち出しました．

　2017 年に世界から 29 ヵ国首脳を招いて北京で開いた第 1 回「一帯一路」国際協力サミットフォーラムに私もグローバルファンドを代表して参加しましたが，政治・経済だけでなく，グローバルヘルス分野でも中国の存在感が高ま

り，人材も育ち，保健外交の力も強くなったと感じました．

　2014 年の西アフリカで発生したエボラ熱流行でも，中国政府は 250 人以上の医師・看護師を含む医療従事者を派遣し，移動検査などを支援しました．国際貢献をしながら，現場で人材を育成しようとの意図もあったようです．一方，その時，日本は専門家を現地に派遣し，感染して日本に持ち込んだら大変なことになる，と派遣には及び腰だったと聞きます．国際貢献のみならず，自国の人材育成，パンデミック対策を含む危機管理という観点からも，このような考え方，態度の違いが中長期的にその国の存在感，影響力，実力の違いにつながっていくのかもしれません．

　中国国家衛生健康委員会は 2016 年にグローバルヘルス戦略を作成し，WHO を含む多くの国連・国際機関，多くの国々と覚書（MOU）を取り交わし，保健分野での国際協力を加速化しています．病院建設などのハード面での協力だけでなく，研究開発や新たなテクノロジーの導入なども支援しています．

　また近年の新型コロナパンデミックでは自国でワクチンを開発し，それを低中所得国に供与することによる，いわゆる「ワクチン外交」などでますますその存在感を示しました．

G 韓　国

　韓国は 1987 年に ODA が始まった新興ドナーで，1991 年に ODA 実施機関として韓国国際協力団（KOICA）を創設，1996 年に OECD に加盟，2010 年にその開発援助委員会（DAC）に加入しました．KOICA の規則や援助実施の仕組みは，JICA を参考にして作られており，類似する部分が多くあります．保健は韓国の ODA における重点 5 分野の 1 つで，特に新型コロナパンデミックの後は，感染症や健康安全保障を重視し，2020 年は 2019 年に比べ 21％の増加で 2.38 億ドルの予算となっています．援助内容としては，病院建設・整備などハード面での支援のほかに，保健医療分野の専門家や技術者を派遣した技術協力，韓国に人を招いて研修を行う人材育成などを実施しています．

　近年，多国間援助にも積極的で，WHO，グローバルファンド，世界銀行などに拠出し，たとえば，グローバルファンドの理事会にもオブザーバーとして参加して存在感を高めています．

H ほかの新興国による援助

近年，BRICs（ブラジル，ロシア，インド，中国），NEXT11（ベトナム，韓国，インドネシア，フィリピン，バングラデシュ，パキスタン，イラン，エジプト，トルコ，ナイジェリア，メキシコ，BRICs に続き成長が期待できる新興国），VISTA（ベトナム，インドネシア，南アフリカ，トルコ，アルゼンチン），MENA（Middle East & North Africa，中東・北アフリカ地域の国々），CIVETS（コロンビア・インドネシア・ベトナム・エジプト・トルコ・南アフリカ，VISTA と並び経済発展が期待される新興国）などとよばれる新興の国々の社会・経済の発展には目覚ましいものがあり，それに伴いグローバルヘルスへの貢献度も高くなっています．

たとえば，トルコはアフリカで積極的な医療援助を行い，特に内戦や自然災害が続くソマリアでは，病院建設，医療機材供与，人材育成などを行っています．また，ブラジルは，ポルトガル語を公用語とするアフリカのモザンビークやアンゴラなどの国々に保健医療支援を積極的に行い，インドは安価で良質のジェネリック薬やワクチンを製造してアジア・アフリカを含む世界に貢献しています．

コロナ禍においても，新興国である中国，ロシア，インドではワクチン開発が早期に進み，ワクチン外交が行われました．

非政府組織（NGO）

世界には推定 1,000 万以上の NGO が存在するといわれ，**表5**（p.42）に示すとおり，グローバルヘルスの重要な担い手です．低所得国，中でも脆弱国とよばれる国々では，公的保健サービスが絶対的に不足し，国連機関の援助にも限界があるため，NGO による支援に依存している人々が多くいます．中所得国でも，公的サービスでカバーできない地域や課題を，政府や開発援助機関がNGO に委託して提供することもあります．低中所得国で働く NGO の職員またはボランティアの数は多く，たとえば，ケニアには約 30 万人いるといわれています．

NGO といっても，その成り立ち，運営形態，財源，予算規模，活動領域，専門性はかなり異なります．たとえば，財源として，中立性を保つために政府

からの資金は一切受け取らず，民間からの寄付などで運営している NGO があ
る一方で，政府の開発援助を委託されている donor organized NGO（DONGO）
もあります．政治不安のある国では，現地政府に敵対して活動する NGO もあ
れば，政府関係者が操作または関与している government operated NGO
（GONGO）もあります．複数の国で国際的に活動している international NGO
（INGO），一ヵ国や一地域に集中して活動する local NGO（LNGO），専門性が
高く，多くの国で特化した技術を移転している technical assistance NGO
（TANGO），ビジネスに関連または寄与する business-friendly international
NGO（BINGO）など，さまざまなタイプがあります．

　また，NGO ではなく，non-profit organization（NPO），civil society organization
（CSO），private voluntary organization（PVO），grassroots support
organization（GSO）といったよび方もありますが，これは組織のどういった
面に着目するか，何を強調するかによって使い分けられているようです．

　日本では，1998 年 12 月に特定非営利活動促進法が施行されてから，NPO
（非営利組織）という用語が普及しましたが，現在でも，国際的な課題に取り
組む活動を行う団体は NGO とよぶ傾向にあるようです．

　ちなみに，「非営利」とは，利益を上げてはいけないという意味ではなく，
利益が上がっても構成員に分配せず，団体の活動目的を達成するために活用す
るものです．日本では NPO も NGO も非営利との通念があるようですが，欧
米では NGO ＝非営利とは限りません．NGO だがコンサルタント業など営利色
が強いもの，NGO の中に非営利部門と営利部門をもつものもあります．

　私が医学生の頃は，日本では「NGO って何？」と聞かれるほど，NGO の認
知度は低く，グローバルヘルスに特化した NGO は，中村哲医師も所属してい
た日本キリスト教海外医療協力会（JOCS，1960 年設立），シェア＝国際保健
協力市民の会（1983 年設立），そして私も創設に関与したアムダ（1984 年設
立）などわずかでした．

　その後，日本の国際化，日本人の意識や寄付文化の広がりなどから，NGO
も増え，特に，国際 NGO である国境なき医師団やワールド・ビジョン，セー
ブ・ザ・チルドレンなどの支部が日本にも創設され，予算規模も増え，年間
100 億円以上の予算をもつ組織も出てきました．私たちが自腹を切って活動
をし，数百万円の寄付が集まったといって喜んでいた時代とは違います．

　一方，欧米には 1,000 億円を超える予算，5,000 人を超えるスタッフ，100

ヵ国以上の活動対象国などをもつような大規模な NGO が多くあります．専門性が高く，給与もいいため，欧米の公衆衛生大学院などの卒業生にとって，NGO はとてもいい就職先です．国連から NGO に移る人も少なくありません．NGO から国連・国際機関の幹部になる人も多く，私のグローバルファンドの元同僚（局長）はセーブ・ザ・チルドレン・インターナショナルの国際事業局長，UNAIDS の現在のトップはオックスファム・インターナショナルの元事務局長でした．

　欧米の NGO で働いている日本人は少ないですが，います．組織によって就職の難易度も異なりますが，インターンやボランティアを積極的に受け入れている NGO もあるため，日本の若い方々にはぜひトライしてもらいたいと思います．

　では，以下に，グローバルヘルスの担い手として重要な役割を果たし，皆さんが将来，学び，経験を積み，また，働くのにお勧めの NGO を紹介したいと思います．

❶ BRAC（Bangladesh Rural Advancement Committee）

　バングラデシュ独立戦争後の荒廃した農村を開発するために，1972 年に創設された民間組織．12 人の職員から始まりましたが，2020 年現在，年間1,000 億円以上の予算，10 万人超の職員をもつ巨大 NGO に成長し，NGO Advisor ランキングで世界 1 位となりました．その活動は，農業開発・教育・保健・金融ビジネスなど多岐にわたりますが，特に保健分野での貢献度は高く，多くの地域ヘルスワーカーを育成し，子どもや妊産婦の死亡を減らしてきました．現在ではバングラデシュのみならず，アフガニスタン，タンザニア，南スーダンなどにも活動を広げています．BRAC 大学とよぶ総合大学には，ユニセフの元事務局長の名にちなんだ James P. Grant School of Public Health という公衆衛生大学院もあり，私の米国留学時代の恩師もそこで教えています．

❷国境なき医師団（MSF）

　1971 年に設立された医療・人道援助活動を行う国際 NGO で，1992 年には日本事務局が発足しました．紛争や自然災害の被災者，貧困などで保健医療サービスを受けられない人々などを対象に，緊急性の高い医療ニーズに応えるため，世界 70 以上の国や地域で，約 45,000 人のスタッフが活動し，活動予算

は 2,000 億円を超えています．WHO やグローバルファンドなど，多くの国際・国連機関には若い時に MSF で活動していた人がいます．主に医師や看護師，薬剤師，理学療法士などを派遣し，現場で直接患者の診断・治療等を行ったり，現場の医療従事者を支援したりしますので，日本で臨床だけしかやってこなかった人でも，自分の専門性を生かすことができます．また，日本の医療機関で働いていた人がグローバルな現場経験，特に緊急援助や母子保健，感染症対策などを学ぶには格好の組織かもしれません．

　また，低中所得国で良質で安価な治療薬が入手できるよう医薬品アクセスに対する国際的なアドボカシーもしています．コミュニケーション，アドボカシー，物流・ロジスティクスなどの専門家や経験者もこの組織では必要とされています．

❸ Population Services International（PSI）

　低中所得国のリプロダクティブ・ヘルスをマーケティングの視点から向上させることを目的に 1970 年に米国ワシントン D.C. に設立されましたが，その後，世界のニーズに応じて，下痢症対策の経口補液療法の促進，HIV の予防活動，マラリアや結核などの感染症対策，非感染性疾患対策などに活動を広げています．年間予算は 500 億円以上で，現在 65 ヵ国以上で 8,000 人以上のスタッフが活動しています．

　PSI の強みは，単にサービス提供だけでなく，その効果や効率，持続可能性を高めるための調査研究も進めながら，マーケティングの視点も取り入れているところです．私もミャンマーを含め，現場で PSI と一緒に仕事をし，また，多くの国でグローバルファンドの事業も実施してもらっていますが，彼らの活動の専門性や革新性，質の高さには感心しています．この組織で働く日本人を見たことはありませんが，若い方にも中堅の方にもお勧めです．多くの学びや経験を得ることができると思います．

❹ FHI360（以前の名称は Family Health International）

　米国ノースカロライナに本部があり，年間約 900 億ドルの予算，4,000 人以上のスタッフを抱え，世界 60 ヵ国以上で活動する NGO．低中所得国での家族計画やリプロダクティブ・ヘルスを中心に，エイズ，結核，マラリアなどの感染症対策，慢性疾患対策をも支援しています．

これらの問題解決のため，保健医療だけでなく，教育，栄養，環境，経済開発，市民社会，ジェンダー平等などの視点からもアプローチし，イノベーションやテクノロジーにも投資しています．その発信力も強く，データやエビデンスを集め，多くの論文を発表し，米国政府の援助政策にも影響を与えています．その専門性やインパクト，事業管理能力の高さから，国連機関の事業を請け負うことも多く，この NGO から国連職員になる人も多くいます．この組織も私のお勧めです．

❺ Management Sciences for Health（MSH）

米国人医学生ロナルド・オコナー氏がネパールを訪れた際，日本キリスト教海外医療協力会（JOCS）から派遣され，現地で「ネパールの赤ひげ」とよばれていた岩村昇医師（アジアのノーベル賞とよばれるマグサイサイ賞を受賞）に会い，その活動に感銘を受けて 1971 年に創設しました．現在 60 ヵ国以上に 2,000 人以上のスタッフを有し，エイズ・結核などの感染症対策，リプロダクティブ・ヘルス，母子保健，保健システム強化などの支援を行っていますが，その名のとおり，単なるサービス提供でなく，そこに科学，データやエビデンスを活用し，課題解決に必要なマネジメントを導入し，その国の保健システム強化につながる活動を展開しています．多くの出版物があり，この組織が開発したアプローチや方法などはほかの NGO や国際機関でも活用されています．これまで日本人の職員も数人いました．専門性を深め，経験を積む，または一生働くにもお勧めの団体です．

❻ セーブ・ザ・チルドレン Save the Children

第一次世界大戦で荒廃した欧州で栄養不良に苦しむ子どもたちの支援のため，1919 年に創設された最も古い NGO の 1 つです．日本を含む約 30 ヵ国の独立した支部が連携し，約 120 ヵ国で子どもに対する支援活動を展開しています．子どもの権利のパイオニアとして，国連や各国政府からもその専門性と成果を認められ，世界中で子どもを取り巻く環境に変革をもたらしています．

資金や事業の管理もしっかりしているので，政府の統治能力が脆弱な国ではグローバルファンドの事業管理も行っています．現場での機動力や影響力があり，信頼できる援助組織の 1 つです．

セーブ・ザ・チルドレンの名の下に活動している組織は，現在世界に約 30

団体あり，セーブ・ザ・チルドレン・ジャパンもその1つですが，それぞれ独立した組織として活動をしており，その予算規模やグローバルヘルスへの関与，その人材の厚さなどは異なるようです．

❼ワールド・ビジョン World Vision

米国のキリスト教宣教師が第二次世界大戦後に混乱を極めた中国を支援するため，1950年に米国オレゴン州で設立したNGO．現在，約100ヵ国で開発援助や緊急人道支援，アドボカシーなどの活動を展開し，グローバルヘルスでは，5歳未満の子どもの健康と栄養，女性のリプロダクティブ・ヘルスなどに焦点を当て，「2020-30保健・栄養セクターアプローチ」に沿って活動を展開しています．子どもの健康を守るには母親の健康，それもメンタルヘルスや思春期の頃の栄養（特に鉄欠乏性貧血の改善）も重要であるため，問題解決のための包括的なアプローチを展開しています．

この組織も活動のモニタリングや成果の評価，財務管理を含め，マネジメント能力が高いため，多くの国でグローバルファンドを含む国際・国連機関の主要なパートナーとして活躍しています．

1960年代には日本も本組織に援助されていましたが，現在ではワールド・ビジョン・ジャパンが創設され，日本から36ヵ国（2021年度）で多くの事業を展開しています．

❽カーターセンター Carter Center

カーター元米大統領が引退後の1982年に米国アトランタに創設したNGO．世界各地の紛争予防や民主化を促進する平和プログラムや，ギニア虫症根絶を中心とする感染症対策を支援する保健プログラムを主に推進しています．これらの業績も含めて，2002年にカーター元大統領にはノーベル平和賞が授与されています．また，本センターが率先して実施したギニア虫症撲滅プログラムは，2022年の第4回野口英世アフリカ賞を受賞しています．

ギニア虫症とは，幼虫を体内に取り込んだケンミジンコを含んだ水を飲むことで伝染する病気で，主に足に水ぶくれができ，皮膚から白い糸状の成虫が出てきて，焼けつくような痛みを伴います．1980年代には世界20ヵ国以上（うち17ヵ国はアフリカ）に推定350万人の感染者がいましたが，カーターセンターなどの活動により，2020年には6ヵ国23例にまで減少し，根絶までも

う一歩です．ギニア虫症以外にも，マラリア，そして糸状虫症，トラコーマ，住血吸虫症などの「顧みられない熱帯病」の撲滅や対策に貢献しています．

❾ PATH（Program for Appropriate Technology in Health）

1977 年に米国シアトルで創設．現在では，母子保健，リプロダクティブ・ヘルス，予防接種，エイズ，結核，マラリアを含む感染症対策，ヘルステクノロジーなどを対象にし，年間予算は 300 億円以上，70 ヵ国以上で 1,600 人以上の職員を擁しています．

この NGO の強みは，低中所得国に適した技術の開発・普及で，現在，ワクチン，治療，診断，デバイス，システム・サービス提供のイノベーションの 5 つのプラットフォームを動かしています．これまで多くの適正技術を開発・普及させてきましたが，中でもワクチンバイアルに貼り付けて，色が変わることで熱曝露を知らせるワクチンバイアルモニター（VVM）は世界中で使用されています．そのほか，針刺し事故を防ぐためのユニジェットシステム，子宮頸がん予防の新たなツール，微量栄養素を取り入れた強化米 Ultra Rice，Grain，ヒトパピローマウイルスのスクリーニングテスト，女性用コンドーム，水フィルター，安全な水処理，髄膜炎，肺炎，ロタウイルスやマラリアのワクチン開発など，数多くのイノベーションを大学や研究所，製薬会社などと連携・協力しながら生み出しています．

若い方，また，中堅の方の就職先としてお勧めできる NGO ですが，日本の民間企業や大学・研究所，NGO などが本組織と協働することで，日本の技術をグローバルヘルスにもっと応用できるようになるのではと期待しています．

❿ 国際家族計画連盟（IPPF）

世界の人口問題や家族計画の必要性などを背景に，先述の UNFPA よりも 10 年以上も前の 1952 年にロンドンで設立された民間団体．時代やそのニーズの変化から，現在では，性や妊娠・出産などにかかわる課題を含むセクシュアル・リプロダクティブ・ヘルス / ライツ（SRHR）を守るため，世界 140 ヵ国以上に加盟協会をもち，政策提言と関連サービスを提供する世界最大級の国際 NGO となっています．

1968 年に設立した財団法人家族計画国際協力財団（現在，公益財団法人ジョイセフ）は，日本の NGO としては長い歴史をもち，これまで 30 ヵ国以上で

現地に根ざした SRHR 分野の活動を行ってきましたが，この IPPF とは国際連携パートナーとして協働しています．

⓫その他

　ほかにもグローバルヘルスへの貢献度の高い NGO が世界にはいくつもありますので，以下に主なものを挙げておきます．

- Action Contre la Faim（ACF）　https://www.actioncontrelafaim.org/en/
- CARE International　https://www.care-international.org/
- Catholic Relief Services（CRS）　https://www.crs.org/
- Doctors with Africa CUAMM　https://doctorswithafrica.org/en/
- International Medical Corps（IMC）　https://internationalmedicalcorps.org/
- Médecins du Monde（MDM）　https://www.mdm.or.jp/

　日本にも以下のように（既出の NGO は割愛），グローバルヘルス分野で活動する NGO があります．情報はインターネットなどでご覧ください．

- アムダ（AMDA）　https://amda.or.jp/
- シェア＝国際保健協力市民の会　https://share.or.jp/
- ジャパンハート　https://www.japanheart.org/
- ピープルズ・ホープ・ジャパン　https://www.ph-japan.org/
- 日本キリスト教海外医療協力会（JOCS）　https://www.jocs.or.jp/
- ピースウィンズ・ジャパン（PWJ）　https://peace-winds.org
  空飛ぶ捜索医療団 ARROWS　https://arrows.red/
- ロシナンテス　https://www.rocinantes.org

　グローバルにはどのような NGO に寄付をするのがよいのか，わかりやすく示すウェブサイトもあります．これは，寄付を含む調達資金によってどれだけ現場で子どもの命などを救ったかといった成果，その費用効果，透明性などを評価したもので，一般人が寄付する際の判断材料を提供しています．日本にはまだそのようなサイトはなく，また，好まれないかもしれませんが，今後はNGO 活動の透明性やインパクト，パフォーマンスなどがますます問われる時

代になっていくことでしょう.

● GiveWell　https://www.givewell.org/

シンクタンク

　シンクタンク thinktank とは「頭脳集団」とも訳され，調査・研究，データ分析などを通じて解決策の提示，政策立案・提言，アドボカシーなどを行う研究機関のことで，船橋洋一著『シンクタンクとは何か』では「アイデアとビジョンと政策を提案するところ」とも定義されています.

　グローバルヘルス分野でも，欧米には下記のとおり，優れたシンクタンクがあり，国の保健政策や保健援助政策，国際社会のグローバルヘルス政策などに関して，調査・研究を行い，提言やアドボカシーを行っている組織が多くあります.日本には世界の課題と挑戦にともに取り組み，世界と知的交流するシンクタンクは政治・経済，グローバルヘルス分野でもほとんどないといわれていますが，以下に述べるとおり，貢献している機関もあります.

　世界にシンクタンクは1万以上あるといわれますが，その中から世界的に影響力のあるものが，米ペンシルバニア大学のローダー研究所などによりランキングされ『世界有力シンクタンク評価報告書』として毎年発表されています.

　2021年1月に発表されたグローバルヘルス政策の分野でのトップ10は以下のとおりです.

1. Bloomberg School of Public Health Research Centers（JHSPH）（米国）
2. Center for Strategic and International Studies（CSIS）（米国）
3. Health and Global Policy Institute（HGPI）（日本）
4. Brookings Institution（米国）
5. Chatham House, Centre on Global Health Security（英国）
6. Fraser Institute（カナダ）
7. RAND Corporation（米国）
8. Center for Health Policy and Management（中国）
9. Kaiser Permanente Institute for Health Policy（KPIHP）（米国）
10. Canadian Centre for Health Economics（カナダ）

（https://repository.upenn.edu/think_tanks/18/）

上記の中から，また，10位以内にランクインしていなくとも，グローバルヘルスで影響力の強いシンクタンクを以下に紹介します．

❶米国ジョンズホプキンズ・ブルームバーグ公衆衛生大学院（JHSPH）ヘルスリサーチセンター

公衆衛生大学院としては世界最高レベルで規模も最大級といわれますが，その中，または附属して，健康安全保障，難民と災害対応，女性の健康など，50以上の研究センターや研究所をもち，米国内および世界90ヵ国以上で調査・研究を行い，シンクタンクとしての機能ももっています．

新型コロナパンデミックにおいても，WHOよりもむしろJHSPHのコロナウイルス・リソースセンターからの情報を活用・引用した人・メディアも多かったようです．

- Johns Hopkins Coronavirus Resource Center
  https://coronavirus.jhu.edu/map.html

❷戦略国際問題研究所（CSIS）

1962年に米国ジョージタウン大学が設けた戦略国際問題研究所（CSIS）が，後に学外組織として発展したもので，ワシントンD.C.に本部を置いています．防衛，国家安全保障，外交政策，国際関係論，革新的政策提言などで，世界トップレベルの調査・研究・政策提言などを行っており，米国の民主党，共和党議員や海外の若手官僚や政治家（候補）が集まり，日本人でも小泉進次郎氏がここで学んでいます．

本研究所内にグローバルヘルス政策センターがあり，米国のグローバルヘルス政策・プログラム，特に，健康安全保障，感染症，リプロダクティブ・ヘルス，母子保健，栄養など，グローバルヘルスに関連する地政学的問題などを検討し，提言を行い，米国の健康安全保障強化のためのコミッション，女性や家庭保健医療のタスクフォースなど，ハイレベルのフォーラムを提供しています．

❸日本医療政策機構（HGPI）

2004年に設立された非営利，中立，独立の医療政策に特化した日本のシンクタンク．市民や当事者主体の医療政策の実現に向けて，市民社会組織，

NGO，学生，若手研究者から国際機関まで，さまざまな人々を集め，議論できる場を提供し，日本国内の保健医療問題，さらにグローバルヘルスを含む多様な課題の解決に向けた政策提言をしています．グローバルヘルスの最新アジェンダの国内への紹介，グローバルヘルスや国際開発分野の日本の取り組み，政策決定プロセスの世界への発信，グローバルヘルス人材育成プログラム，また，認知症や非感染性疾患（NCDs）など新たな課題に関する日本の経験の海外発信も進めています．

❹米国ブルッキングス研究所 Brookings Institution

1916年にロバート・S・ブルッキングスが「政府活動研究所」としてワシントン D.C. に創立し，学界と公共政策の架け橋を目指したシンクタンクです．1927年に経済研究所や公共政策大学院を統合して，現在の体制となりました．
「生物多様性の保護や野生動物取引の規制を通じたパンデミック予防」「人間開発：脆弱な人々の保護」などの報告書を発行し，オンラインセミナーを積極的に開催し，ブログやポッドキャストで活発な発信もしています．

❺王立国際問題研究所（RIIA）

第一次世界大戦後に開かれたパリ講和会議の期間中に，英米間で世界秩序を統治する構想が提起され，それをソフト面で支援しようと1920年に創設されたシンクタンクです．通称チャタム・ハウス Chatham House とよばれ，本部はロンドンにあります．
本研究所にはユニバーサルヘルスセンターがあり，そのグローバルプログラムにおいて，ユニバーサルヘルス・カバレッジ，世界健康安全保障，健康な社会の3つのテーマに重点を置いた多くの調査・分析，会議，政策提言がなされています．
私も時々，本研究所主催のパネルディスカッションなどに参加してきましたが，単なる議論でなく，それを WHO や高所得国ドナーなどへの政策提言につなげ，グローバルヘルスに多大な貢献をしています．

❻世界開発センター（CGD）

2001年創設，ワシントン D.C. とロンドンに事務所をもつ国際開発・外交のシンクタンク．徹底した調査や政策関係者との対話などを通じて，米国をはじ

めとするドナー政府，国際機関などに政策提言を行い，世界の貧困や格差を減らすことをミッションとしています．

　年間約 200 のイベントを企画し，7,000 人以上の参加者を動員し，イベントには米国国務長官やナイジェリア大統領など，ハイレベルの参加者を招聘してきました．単なる調査・分析とそれに基づく提言に終わらず，具体的な政策改善につなげるアクションを重視しており，自らを「シンクタンク」でなく，「"think and do" tank」とよんでいます．私も CGD が実施したグローバルファンドにかかわる調査・分析に協力したことがありますが，調査よりも，そこから引き出した彼らの提言にかかわる議論により多くの時間がかかりました．

❼ジュネーブ国際開発高等研究所（IHEID）グローバルヘルスセンター

　スイス・ジュネーブにある小規模な大学院大学の中に，元 WHO の事務局長補だったイローナ・キックブッシュ氏が創設したシンクタンク．WHO やグローバルファンドなど国際機関が集まるジュネーブの地の利を生かし，グローバルヘルスでのガバナンスや保健外交，デジタルヘルスを含む技術革新，健康安全保障や健康格差などに焦点を当てた調査・研究，議論，政策提言がなされています．

コンサルタント会社

　「コンサルタント consultant」の発祥は米国で，consult ＝専門的な助言を与える，の意味で，一言でいえば「顧客の課題解決や目的達成のために助言を与え，その代償として報酬を受ける」仕事です．

　グローバルヘルス分野で知られているのは，一般に「開発コンサルタント」とよばれるもので，主に高所得国の政府開発援助（ODA）や国際機関，開発銀行などの援助実施の手伝いをしています．援助対象国の保健ニーズ調査を含むさまざまな調査・情報分析，新たなプロジェクトの企画調査から，病院建設のための調査・設計，医療器材の調達・設置，プロジェクトの評価まで，その活動は幅広く，多岐にわたります．

　コンサルタント会社の規模も，数千人のスタッフを抱えるものから数人で経営するもの，さらにフリーランスとして個人が働いているものまでさまざまです．大会社では，多分野の専門家を抱えて，多岐にわたるサービスを包括的に

提供できることが多いですが，数人の会社でも専門性や経験値が高く，また，ある国や地域に特化して多くの情報やネットワークを有する会社もあります．コンサルタント選びが事業の成功を大きく左右することもあります．

　最近，グローバルヘルス分野で躍進しているのが，世界では一般に「経営コンサルティング」といわれる会社です．特に，マッキンゼーMcKinsey & Companyやボストンコンサルティンググループ（BCG）などで，WHOやグローバルファンドなどの国際機関のみならず，二国間援助機関やNGOなどでも，その機構改革から戦略作り，人事戦略まで，さまざまな場面で活躍しています．

　それに伴い，近年，これらのコンサルタント会社から国連・国際機関に転職する人や，その逆の例も多く見かけます．ユニセフや世界銀行で保健分野のマネジャーやディレクターをしていた私の友人・知人はマッキンゼーに転職しましたし，私の元ボス（グローバルファンド事務局長）はマッキンゼー出身，元部下や同僚にもマッキンゼーやBCG出身者が多くいました．

　特に2000年以降，これらの会社がグローバルヘルス分野で躍進した理由の1つは，エイズパンデミックを契機に，グローバルヘルスに関心と資金が集まり，問題解決のためには官民連携による新たなビジネスモデルを作る必要があったことです．そこには，既存の国連機関や旧来のアプローチでは，喫緊の地球規模課題に対する対応は困難であるとの判断もあったようで，新たな組織やビジネスモデルの創造にあたって，戦略作りや組織改革に長けた経営コンサルタントが重宝されるようになったようです．このような流れの中，既存の国連・国際機関も組織や機構の改革のため，このようなコンサルタント会社を活用するようになっていったようです．

　近年，コンサルタント会社が重用された例として，2014年の国連エボラ緊急対応ミッション（UNMEER）があります．難題が多い中，早急に組織および戦略を作り，迅速な実施・対応を求められていたため，BCGをガーナのアクラに派遣し，それらを任せています．また，2013年のグローバルファンドの組織改革とビジネスモデルの刷新，テドロス事務局長就任後のWHOの組織改革でもコンサルタント会社が活躍しています．ただし，新進気鋭，優秀であっても内情を知らない外部のコンサルタントを組織改革の中枢に入れることへの，組織内部の抵抗や批判もあるようです．

　低中所得国の現場でも，さまざまなコンサルタント会社が活躍しています．特に，国連・国際機関が行う支援事業における医薬品などの物資の調達・配布，

モニタリング・評価，調査，監査などは，コンサルタントなしではやっていけないものが多くあります．

　ヘルスケア業界でのコンサルタント会社の世界ランキングのトップ 10 は以下のとおりです．これは高所得国主に欧米高所得国での活動にかかわるランキングですが，これらの多くは低中所得国でも，上記のようなグローバルヘルスの実施にかかわっています．

1. Deloitte
2. KPMG
3. McKinsey & Company
4. Boston Consulting Group
5. EY
6. PA Consulting
7. L.E.K. consulting
8. Alvarez & Marsal
9. Bain & Company
10. Nextcontinent

（https://www.consultancy.org/rankings/top-consulting-firms-by-industry-expertise/healthcare）

　上記のような大企業ではありませんが，低中所得国における保健分野の開発援助で貢献度の高いコンサルタント会社はたくさんあります．その中からいくつかを紹介します．

❶ Euro Health Group
　デンマーク・コペンハーゲンに本部をもち，約 100 ヵ国で保健システム強化，感染症対策，リプロダクティブ・ヘルスなどに関する評価や調査，技術支援などのサービスを提供してきました．WHO やユニセフ，グローバルファンドなどの国連・国際機関からの委託事業も多く，その質の高い成果物には定評があります．

❷ APMG Health
　AIDS Projects Management Group として始まったワシントン D.C. に事務所

を置くコンサルタント会社で，160 以上のコンサルタント（8 割以上が女性）によって，世界 70 ヵ国以上で，エイズをはじめとする感染症対策の政策・事業作り，評価，人権，持続可能性などに関する助言・支援を行っています．

❸ SEEK Development

　ドイツ・ベルリンに本部をもち，グローバルヘルスをはじめ教育，人道支援，開発財政などにかかわるコンサルタント会社です．WHO や世界銀行を含め，多くの国連・国際機関，ドナー政府の政策や戦略にかかわる分析や評価などを行い，健康への投資に関するランセット委員会 Lancet Commission on Investing in Health にもかかわり，高い専門性と豊かな経験をもちます．

❹ Pharos Global Health Advisors

　WHO，世界銀行などの国連・国際機関，Nordic Consulting Group（NCG）などの国際コンサルタント会社の OB/OG や，ハーバード大学やインペリアル・カレッジ・ロンドン大学などの現教授といった，世界の優秀な頭脳を集めたアドバイザーグループ．世界健康安全保障，保健財政，保健システム，栄養などにフォーカスを当て，グローバルヘルスにかかわる政策評価から，支援事業の調査分析，助言まで幅広いサービスを提供しています．

　開発コンサルタント会社は欧米に多いですが，低中所得国に事務所を置く会社もあります．以下にその例を示します．

❺ Continental Development Alliance（CDA）

　サブサハラアフリカの社会経済セクター開発を目的とした，ケニア・ナイロビに本部をもつコンサルタント会社です．グローバルヘルス分野では，ガバナンス，プログラム作り，モニタリング評価などを支援しています．

❻ Health and Development Innovations（HDI）

　ルワンダ・キガリに本部，スーダンとスイスに支部をもつコンサルタント会社．アフリカの保健政策や戦略，保健外交や援助に関する分析・評価，保健プログラムの企画・実施などに関する支援・助言といったサービスを提供しています．

❼ Angkor RESEARCH

　もともとオーストラリアの心理学専門家がカンボジアに移住して，現地で立ち上げた調査・研究，評価を専門としたコンサルタント会社．過去 20 年間で250 以上の委託事業を受け，その領域は農業や社会経済開発など多岐にわたりますが，保健分野ではリプロダクティブ・ヘルス，HIV，ジェンダーなどを得意としています．

ヘルスケア産業・民間セクター

　政府開発援助の視点からはその存在が見えにくいのですが，ヘルスケア産業のグローバルヘルスにおける貢献は多大で，重要な担い手といえます．さまざまな疾病に対する診断機器，検査キット，治療薬，ワクチンなど，民間企業による研究開発や製造，調達・配送・販売がなければ，多くの命が失われていたことでしょう．また，地域においても，民間の病院や診療所，薬局などはなくてはならない存在であることが多いです．

　特に中所得国では民営の医療・検査施設が多く，インドでは患者の 7 割以上が民間の医療施設に頼っています．また，インドや中国には，安価で良質なジェネリック薬，ワクチン，マラリア対策用の長期残効型蚊帳などを生産し，世界に貢献している民間企業が多くあります．

　また，アフリカの辺地や中南米のジャングルの奥地，紛争が続く国や地域にも，民間の薬局や検査施設があり，伝統治療士や伝統産婆が活躍していることもあります．私もそのような場所を訪れるたびに，こんなところにもあるんだ，いるんだ，と医療の必要性と民のパワーを感じたものです．

　伝統医療，民間治療といわれるものの中には，実際には効果がなく，時に病気を悪化させ，感染を広げる要因になるものもあります．たとえば，西アフリカでは，伝統治療士の治療行為によって，かえってエボラ熱の感染が広がり，ネパールでは，伝統産婆が分娩介助の時に，汚いカミソリや竹ベラで臍帯を切断する行為によって，新生児破傷風を生んでいました．

　しかし，その一方で，薬効のある薬草を使い，感染症を防ぐ伝統的な方法（器具の煮沸や燃焼後の灰の使用など）を用いて，近代医療の届かない地域で，人々の病苦を癒し，お産の介助をしているヘルスケアの担い手もいます．

　このように民間セクターといってもフォーマルからインフォーマル，大企業

から個人経営までさまざまなものがありますが，以下に，グローバルヘルスの担い手として貢献度の高い民間企業の例を挙げてみましょう．

❶ノバルティス社 Novarits

スイス・バーゼルに本拠地を置く，製薬・バイオテクノロジー分野のグローバル企業で，売り上げでは世界トップ 5，フォーチュン誌が毎年発表する「世界で最も称賛される企業」で，何度も医薬品企業 No.1 に選ばれています．

企業の社会的責任（CSR）として，WHO やグローバルファンドなどの国際機関と協力して，ハンセン病患者 700 万人以上への薬剤提供，60 ヵ国以上へのマラリア治療薬（アルテミシニン誘導体多剤併用療法，ACT）の無償提供，人畜共通感染症である肝蛭症 fascioliasis（70 ヵ国で推定 240 万人が感染）への唯一の治療薬 Triclabendazole400 万錠の無償薬剤提供などを行ってきました．

また，ソーシャルビジネスの一環として，インド，ベトナム，ケニアなどで「健康家族プログラム」を展開し，健康教育や疾患スクリーニング・診断を含む啓発活動を行い，ヘルスケアへのアクセスを拡大する持続可能なビジネスモデルを展開しています．

❷グラクソスミスクライン社 GlaxoSmithKline

英国・ロンドンに本社を置くグローバル製薬企業ですが，低中所得国でも医薬品が公平に行き渡るよう，同社が保有する特許を免除し，後発品メーカーによる医薬品の製造と販売を促進しています．特に，Gavi やユニセフなどさまざまな組織と協働して世界におけるワクチン接種事業を支援しており，たとえば，最貧国には低価格で（時に高所得国の 1 割程度になる場合もある）ワクチンを提供し，「ポリオ撲滅のためのグローバルイニシアティブ」に対しては，これまでに 170 億本のワクチンを供給してきました．

ファイザーとともに創設し，日本の塩野義製薬も後に資本参加している子会社「ヴィーブ ViiV」は，自社の 16 品目に及ぶ HIV 治療薬ライセンスを無償提供し，後発品メーカーによる安価な HIV 治療薬生産も支援し，130 ヵ国以上でHIV 治療薬へのアクセス向上に貢献しています．

さらに，世界で推定 1 億人以上が感染するリンパ系フィラリア症に対して，これまでに 100 億錠以上の治療薬を提供し，14 ヵ国での制圧，感染リスク人

口の半減に貢献したといわれています.

❸メルク社 Merck

新型コロナの経口治療薬として，世界で初めて承認された「モルヌピラビル」を開発した企業としても有名になった米国大手製薬企業.

寄生虫感染症である河川盲目症（オンコセルカ症）の治療薬であるイベルメクチンも，ノーベル賞を受賞した大村智博士が微生物から発見・抽出した「エバーメクチン」を基に，同社が開発した治療薬です．1987 年より，本薬剤の無償提供プログラムを世界で展開し，オンコセルカ症の制圧に多大な貢献をしています.

また同社は，Gavi と連携し，低中所得国に対するヒトパピローマウイルス（HPV）ワクチンへのアクセス向上に貢献し，また，Pan American Health Organization（PAHO）と協働し HPV ワクチン，肺炎球菌ワクチン，A 型肝炎ワクチンなどを経済レベルの低いラテンアメリカの国々に割引価格で提供しています.

❹武田薬品工業

1781 年に設立した世界最古の製薬企業の 1 つ．世界 70 ヵ国以上でビジネスを展開し，グローバルヘルス分野への投資や支援も積極的に行っています.

製品としては，デング熱，ノロウイルスなどのワクチン開発や，Medicines for Malaria Venture（MMV）との協働で抗マラリア薬開発を進めており，また，結核やマラリア，後述するような顧みられない熱帯病（NTDs）の製品開発を行っているグローバルヘルス技術振興基金（GHIT）に資金協力しています.

同社が 2016 年からスタートしたグローバル CSR プログラムでは，毎年，世界約 50,000 人の全従業員による投票で新たな支援活動を決定していますが，特にグローバルファンドに対しては 2010 年から 10 年以上も継続的な支援を行い，現在はアフリカ数ヵ国で，産前・産後健診にエイズ・結核・マラリア対策を統合した母子の健康改善を支援しています．また，GHIT にもフル・パートナーとして支援を行っています.

❺国際製薬団体連合会（IFPMA）

　スイスのジュネーブに本部を置き，世界を代表する25社以上のメガファーマと，40以上の地域企業団体が加盟している連合会．

　低中所得国の保健医療の向上を目的として，がん，心疾患，HIV，マラリアなどの医薬品開発，WHOをはじめとする国連・国際機関に対する製剤業界の窓口，WHOが医薬品の有効性や安全性を調査するために行う各種活動への支援，偽造医薬に対する製薬企業側の立場や役割を示す「偽造医薬に対する10原則」の作成，医療関係者が医薬品とかかわる際に取るべき行動基準を定めた「IFPMA医薬品マーケティングコード」の作成などを行っています．

❻インド血清研究所（SII）

　感染症やヘビ毒などによって多くの命が奪われていたインドにおいて，ワクチンや抗毒血清などを安価に国内で生産するために1966年に創設されました．現在，ポリオからB型肝炎まで10種類以上のワクチン15億回分以上を生産し，世界約170ヵ国に提供する世界最大のワクチン製造企業に成長しました．最先端設備の多機能生産施設を有し，新型コロナに対するワクチン製造にも貢献しました．

❼民間セクターのソーシャル・フランチャイズ

　低中所得国内での保健医療サービスの向上のため，ソーシャル・フランチャイズ social franchising が一役買っています．フランチャイズとは，本部と加盟店との間で契約を結び，本部が開発したノウハウや商標などを使用し，本部からの指導や支援を受ける代わりに，加盟金やロイヤリティを支払う仕組みですが，これを利益追求だけでなく，社会の問題解決を目指し，より多くの人，より広い地域に良質のサービスを届けようというのがソーシャル・フランチャイズです．公的医療機関では量質ともに不足する保健医療サービスを，民間の医療機関や薬局，時に公的機関も巻き込んで，フランチャイズ方式でサービスの量と質を上げていこうという戦略です．

　例として，貧困家庭に医療支援を行うためのインドの世界保健パートナーズ World Health Partners，黒人の女性看護師の能力や技術を上げて彼女らの収入を向上させながら，より多くの貧困層にサービスを広げることを目指す南アフリカの Unjani クリニック，母子保健の改善や結核の低減などに貢献し，8,000

以上のクリニックを抱えるパキスタンの Greenstar，ミャンマーの市町村の半数以上に 1,000 以上のクリニックをもち，その母子保健，感染症対策のサービスの質を向上させている Sun Quality Health，良質の臨床検査を全土に拡大してきたブラジルの DASA などがあります．

研究開発を促進するパートナーシップ組織

　医薬品の研究は，それに着手して成功し市場に出るまでにかかる費用は日本円にして 1,000 億円，成功率は 14％といわれています．逆に言うと，莫大な費用をかけても，8 割以上の医薬品の研究開発は成功しないというわけです．

　そのため，研究開発に成功してもあまり収益にならない疾病に関しては，製薬企業は手を引く，または手を出さないのが現状です．2000〜2011 年の間に世界では 850 の新たな治療剤製品が承認されましたが，そのうちフィラリア症，シャーガス病，アフリカ睡眠病など 20 の「顧みられない熱帯病（NTDs）」とよばれる疾病の新薬はわずか 5 製品（0.59％）にすぎません．NTDs は世界の約 10 億人を苦しめ，疾病負荷の 11％を占めているにもかかわらず，主に低中所得国で発生しているため，高い値段では売れないという市場の問題によるものです．

　これに対して，市場原理に任せていては開発が進まないが，世界で必要とされている疾病に対する医薬品の開発を促進するために作られた官民連携組織を医薬品開発パートナーシップ（PDP）とよびます．これも 2000 年以降，グローバルヘルスへの注目とともに，担い手が増えてきました．治療薬だけでなく，診断検査，ワクチンなどの予防についてもその研究開発を促進している PDP があります．

　以下にいくつか代表的なものを紹介します．

❶顧みられない病気の新薬開発イニシアティブ（DNDi）

　現場で活動していた国境なき医師団（MSF）のチームが，顧みられない病気に苦しむ患者さんを効果的に治療できる医薬品がない，またはあっても製造中止で使用できない，強い副作用があるなどの問題があったため，オズワルド・クルス財団（ブラジル），インド医学研究評議会（インド），ケニア中央医学研究所（ケニア）などとともに設立した組織です．設立以来，マラリア，アフリ

カ睡眠病，内臓リーシュマニア症，シャーガス病，結核，C型肝炎などに対する12の新しい治療法・治療薬を開発しました．

❷ Medicines for Malaria Venture（MMV）

効果的で安価なマラリア治療薬の開発・提供を目的として，1999年にスイス・ジュネーブに設置された非営利団体．日本のエーザイや武田薬品などが共同プロジェクトを実施しています．

創設以来，10以上のマラリア治療薬を開発し，それによって約300万人の命を救ってきたといわれています．2021年現在，11の治療薬候補が臨床試験中です．

❸革新的新規診断薬基金（FIND）

ゲイツ財団などの資金的支援を受けて，2003年のWHO世界保健会合で発足したジュネーブに本部を置く組織．マラリアやエイズなどの感染症の診断技術の開発と普及のための支援を行い，WHOやグローバルファンドなどの国際機関や世界100ヵ所以上の研究機関や企業と協働しています．栄研化学との結核の迅速・簡易な遺伝子検査法，富士フイルムとの結核の高感度・迅速診断キットなど，日本の民間企業との共同開発も行っています．

❹グローバルヘルス技術振興基金（GHIT Fund）

日本の民間・大学・研究所は高い技術力，優秀な人材を有しながら，グローバルヘルスに十分な貢献ができていない．それを世界で顧みられない病気で苦しむ，見過ごされた人々のために役立てられないか．そんな思いが現実となり，ゲイツ財団，ウェルカム財団，日本国政府（外務省と厚生労働省），国内外の製薬会社（アステラス製薬，エーザイ，塩野義製薬，第一三共，武田薬品，中外製薬など）や大学・研究所などが連携・協力して研究開発，イノベーションを促進する日本発の国際的な産学官民パートナーシップ．

私は2022年にグローバルファンドを辞して，本組織のCEOとなりましたが，その理由の1つが，新型コロナ流行後2年経ち，世界では10以上のワクチン，複数の効果的な治療薬が開発・承認されながら，日本発の製品開発が成功しなかったことです．かつては技術大国ともいわれ，今でもまだ日本には技術も人材もポテンシャルもあるのに，なぜ世界から後れを取っているのでしょ

う．私見では，産学官民間の戦略的また実践的なシナジーの不足，また，国内指向でグローバルな状況やニーズの把握，また，それに対して積極的に取り組む体制や姿勢が不足しているからだと思います．

これまで私は海外で働いてきましたが，そろそろ母国に戻り，微力ながら日本に貢献しつつ，日本のグローバルヘルスへの協力を促進したいとの思いで本組織に飛び込みました．前職のグローバルファンドに比べると，予算額は 100 分の 1 にも満たないのですが，グローバルヘルスの重要な役割を担っており．私が培ってきた経験や知見を日本で少しでも役立てたいと思っています．

❺感染症流行対策イノベーション連合（CEPI）

エボラ熱やジカウイルス感染症などの新興感染症の流行に対するワクチン開発を促進するため，2017 年ダボス会議で発足した官民連携パートナーシップ．日本，ノルウェー，ドイツ，英国などの政府に加え，ゲイツ財団，ウェルカム財団が拠出しています．

新型コロナパンデミックでは，米国の国立アレルギー感染症研究所や，モデルナ社（米国），オックスフォード大学（英国），Novavax 社（米国）などの会社とパートナーシップ締結を行い，複数のワクチン開発の成功に多大な貢献をし，Gavi などと連携して低中所得国へのワクチン供給を支援しました．

❻ユニットエイド Unitaid

2006 年に英国，フランスを含む 5 ヵ国が調印して，エイズ，結核，マラリアなどに苦しむ低中所得国の人々に，高品質の医薬品や診断技術が行き届くようにすることを目的として設立した国際機関．

特徴的なのは，資金の大部分を国際連帯税の 1 つである航空券連帯税で賄っていることです．たとえば，フランスでは，国内発の全ての航空券にエコノミークラスで 1 ユーロ，ファーストクラスで 40 ユーロの税を加算して，それを活動資金としています．研究開発への直接投資というよりも，新薬などが開発された後，大量購入することで割安価格で薬の供給を受けるといった，医薬品製造業者などに市場参入を促すためのインセンティブを作り，医薬品へのアクセスを向上させています．その結果，エイズやマラリアの治療薬の価格が 8 割安くなる，小児用のエイズ治療薬が開発されるなどの成果も挙げています．

教育・研究機関

　世界にはグローバルヘルスの担い手として重要な役割をもつ教育・研究機関があります．教育と研究，さらに実践や社会貢献を全て行う機関もあれば，教育か研究のいずれかに中心を置く機関もあります．

　グローバルヘルスを教える教育機関は世界中で増えており，米国の大学・大学院だけでも100を超え，欧州，日本・中国を含むアジア，アフリカにも広がっています．また，グローバルヘルスに関する研究を進める機関も世界的に広がり，医学雑誌「ランセット」はグローバルヘルスに特化した雑誌も発行しています．ちなみに，ランセットはもはや医学雑誌の役割を超え，グローバルヘルスの政策やガバナンスを含む主要課題の議論を進め，潮流作りにも寄与しています．

　これらの教育・研究機関には，データ収集や分析，政策評価，事業の計画・実施・評価を含め，低中所得国政府，国際・国連機関，二国間援助機関，NGOの活動を支援しているところもあります．教育・研究・実践を連携・一体化することで，それぞれを強化・深化させることにもつながっています．

　グローバルヘルスにかかわる教育は国によって異なりますが，多くの場合，テーマを絞った数週間から数ヵ月間の履修証明課程Certificate，数ヵ月から1年程度の職業教育課程Diploma，さらに1〜2年間の修士課程MPH，MScなど，数年間の博士課程でDPHやPhDなどの学位を授与しています．郵送される教科書やオンラインで受講できるコース，社会人を対象とした実践的なコースなど，教育の方法・内容も多様化しています．

　以下，世界各地にあるグローバルヘルスの主な教育・研究機関を紹介します．

A 米国の大学・研究所

　米国におけるグローバルヘルスの教育・研究は，主に公衆衛生大学院School of Public Healthで行われていますが，研究には特別の予算やスタッフをつけて大学院の附属または独立したセンターを設置する場合もあります．

　公衆衛生大学院をもつ大学には，Johns Hopkins University，University of North Carolina-Chapel Hill，Harvard University，Columbia University，Emory University，University of Michigan-Ann Arbor，University of Washington，Boston University，University of California-Berkeley などがあり，その名称に

は，Johns Hopkins Bloomberg School of Public Health，Harvard T.H. Chan School of Public Health など，多額の寄付者の名前をつけることもあります．また，University of North Carolina Gillings School of Global Public Health のように，グローバルヘルスを前面に出す大学院もあります．

1〜2年間のグローバルヘルスの修士課程は，どこの大学でも疫学・統計学などの基礎から，母子保健や感染症対策，保健政策などの概要を教えてくれるので，学ぶ知識の量や幅にそれほどの差はないと思いますが，教員の専門性の高さや経験の深さ，教師陣の層の厚さ，附属や関連する特定課題の研究センターの有無，そして集まる学生の知識や経験の深さなどによって，学びたい特定の専門知識の深さや質，知識以外に得られるものが違ってくることもあります．自分が何を求めているのかを考えながら，大学院・研究機関を選ぶ必要があります．

近年は公衆衛生学修士（MPH）とともに経営学修士（MBA）や他分野の修士を得られるダブルマスターコースや，パブリックヘルスやグローバルヘルスにおける実践的リーダーを育成する社会人コースのある大学も増えています．

米国には，大学に附属または独立した教育・研究センター center や機関 institute が数多くありますが，たとえば，ジョンズホプキンス公衆衛生大学院だけでも80以上を数え，その中には Center for Public Health Preparedness, Center for Global Health, Institute for Global Tobacco Control, International Vaccine Access Center などグローバルヘルスに関連するものもあります．

特筆すべきは，保健指標評価研究所（IHME）で，これは私がハーバード公衆衛生大学院で世話になったマレー教授がゲイツ財団から多額の寄付を受けてワシントン大学に創設したもので，保健分野の指標の設定や計測，評価手法の開発などで世界をリードしています．

また，米国の国立衛生研究所（NIH）や疾病管理予防センター（CDC）には，グローバルヘルスにかかわる優秀な研究者や実務者が集まり，驚くほど多額の予算を使って幅広い分野の研究や実践活動，さらに世界中から研究者や専門家を受け入れ，研修も行っています．

B 英国の教育・研究機関

英国にあるグローバルヘルス分野の教育・研究機関といえば，100年以上の歴史をもつロンドン大学衛生熱帯医学大学院（LSHTM）やリバプール熱帯

医学校（LSTM）が有名ですが，ほかにも，Imperial College London，King's College London, University of Oxford, University of Cambridge，さらに最近では St George's University of London, University of Plymouth, University of Manchester, University of Glasgow など多くの大学があります．

　これらの中でも，LSHTM はグローバルヘルスや熱帯病では世界最高峰ともいえる充実した教育内容と研究実績をもち，層の厚い教師陣，多分野の研究者が集まっていますが，どこの教育機関でも，修士レベルではグローバルヘルスの基礎的な知識は学べるようになっています．もちろん，教師陣の専門・研究分野によって，その深みは異なりますので，特にグローバルヘルスの中でも何を学びたいのかが明確な人は，その専門の教員・研究者がいる教育機関を選んだ方がよいかもしれません．

　私が働いていたユニセフやグローバルファンドには，英米の大学院を卒業したスタッフがたくさんいますが，逆にもう一度勉強し直したい，また，研究をしたいと感じて，大学院の学生や教員になる人もいます．遠隔教育や社会人のためのコースも設けられ，働きながら修士や博士を取得する人もいます．

　大学どうしの連携も進んでいますが，日本の長崎大学（熱帯医学・グローバルヘルス研究科）は LSHTM とパートナーシップを結び，ハイブリット型教育・研究を行っています．日本にいながら英国式の大学院教育・研究に触れたいという人にはお勧めです．

C　そのほかの欧州にある教育・研究機関

　英国以外にも，欧州には世界中から学生や研究者が集まるグローバルヘルスの教育・研究機関があります．ベルギーにある熱帯医学研究所 Antwerp（ITM），フランスにあるパスツール研究所やパリ政治学院（Sciences Po），スイスにある熱帯公衆衛生研究所（TPH）や国際開発高等研究所（IHEID），ドイツにあるロベルト・コッホ研究所（RKI），スウェーデンにあるカロリンスカ研究所などです．

　米国に比べて格段に学費が安く，特定分野では教育・研究レベルがとても高い機関もあるので，ぜひチェックしてみてください．

D　日本にある教育・研究機関

　日本にも，グローバルヘルスの教育・研究にかかわる組織・機関があります

が，その数は近年増えているようです．代表的なものとしては，国立国際医療研究センター，国立感染症研究所，結核予防会・結核研究所，国立保健医療科学院，長崎大学大学院・熱帯医学研究所，東京大学大学院・医科学研究所などがありますが，ほかにも北海道大学，東北大学，千葉大学，東京医科歯科大学，東京女子医科大学，慶應義塾大学，順天堂大学，名古屋大学，大阪大学，京都大学などで，グローバルヘルスの教育・研究を推進しています．

中でも，私が以前所属していた長崎大学では，海外の保健医療人材の研修，熱帯医学の3ヵ月短期コースからグローバルヘルスの博士課程まで幅広い研修・教育を行っており，グローバルヘルスのみならずプラネタリーヘルスの教育・研究にまで着手しています．

E　アジアにある教育・研究機関

アジアにも熱帯医学やグローバルヘルスに関する教育・研究機関があり，特にタイの Mahidol University（ASEAN Institute for Health Development; Faculty of Public Health; Faculty of Medicine）やフィリピンにある Research Institute for Tropical Medicine（RITM），San Lazaro Hospital などは有名で，過去に多くの日本人が研究や研修などで訪れています．

また，マレーシア・クアラルンプール には，国連大学グローバルヘルス研究所（UNU-IIGH）があり，グローバルヘルスにかかわる研究・教育を推進しているようです．

グローバルファンドの元同僚（中国人）は，最近，北京大学の公衆衛生大学院の学部長となり，グローバルヘルスの研究・教育を推進するため，大学内に研究所（Institute for Global Health and Development）を設置しました．韓国のソウル大学公衆衛生大学院でも，グローバルヘルス・リサーチセンター（Center for Global Health Research）が開設されています．

F　中南米にある大学・研究所

中南米にも，ブラジルの University of Sao Paulo や Oswaldo Cruz Institute，キューバの Finlay Institute，メキシコの National Institute of Medical Science and Nutrition Salvador Zubiran（INCMNSZ）など，歴史ある熱帯病研究所や大学があります．

学会・フォーラム

　グローバルヘルスに関する研究や実践について情報交換や議論をする場としての学会や，さまざまな課題を取り上げて議論し，解決方法を検討する国際会議やフォーラムなどもグローバルヘルスを推進する上で重要な役割を果たしています．

　以下に，主な教育・研究機関，学会・フォーラムを紹介します．

❶グローバルヘルス大学コンソーシアム（CUGH）

　米国とカナダから始まり，現在では世界 170 以上のグローバルヘルスにかかわる大学が連携するコンソーシアム．年 1 回の学術総会に加えて，グローバルヘルスに関するさまざまなセミナー，共同研究，政策提言，人材育成などを行っています．

❷世界保健サミット World Health Summit

　2009 年から毎年 10 月にベルリンで開催されてきた国際会議で，新型コロナパンデミック前の会合には約 100 ヵ国から 2,000 人以上の専門家や実践家が集い，グローバルヘルスの重要な課題について議論し提言を行ってきました．これまでにドイツ首相やフランス大統領，WHO 事務局長などが講演していますが，首相や大臣級が参加するハイレベル会合，グローバル・ヘルス・サミット Global Health Summit とは異なるものです．

❸グローバルヘルスカウンシル（GHC）

　グローバルヘルスにかかわる会員制の組織としては世界最大級で，通常，米国ワシントン D.C. で開催される年次集会には，米国の政府開発援助にかかわるアカデミア，シンクタンク，コンサルタント，政府，国際・国連機関，NGOを中心に，世界中から幅広い参加者を集めてきました．近年ではオンラインセミナーなども活発に行われ，グローバルヘルスのさまざまな課題解決に向けた政策・戦略，プログラムやプロジェクトなどに関して，活発な議論がなされ，アドボカシーや人材育成を積極的に行い，そのネットワークを強めています．

❹タイマヒドン王子記念賞会合（PMAC）

　タイの公衆衛生の向上に尽力したマヒドン王子（現タイ国王の曽祖父）の生誕 100 周年に当たる 1992 年に，グローバルヘルスに貢献した人物を顕彰するために「マヒドン王子記念賞」を授与することから始まりました．2007 年からはグローバルヘルスのリーダーと関係者との間で重要課題を議論するための国際会議が始まり，現在では WHO，世界銀行，グローバルファンド，ロックフェラー財団など主要アクターが共同議長として参画し，共同で毎年のテーマから講演者の選定までを行い，タイにおいて活発な議論がなされています．

❺保健政策・システム研究連合 Alliance for Health Policy and Systems Research

　低中所得国の保健システム強化のための政策やシステム研究を行っている研究者や実践者が集まり，調査・研究や議論を進める場で，WHO の中に事務局があります．

❻ Devex

　国際協力業界の効率化を目指す企業が作った，情報交換や人材交流を促進するためのネットワーキングサービス．グローバルヘルスを含む国際開発に従事する援助機関や民間企業，開発 NGO，個人プロフェッショナルなど，世界100 万人以上にリクルートサービスやビジネス情報を提供し，有料会員にはより詳細で有益な情報やサービスを用意しています．

❼世界経済フォーラム（WEF）

　グローバルかつ地域的な経済問題に取り組むために，政治，経済，学術等の各分野における指導者層の交流促進を目的として，1971 年，スイスの経済学者クラウス・シュワブ氏によって設立されました．世界約 1,000 の企業や団体で構成される法人会員によって支えられ，毎年，通常，スイス・ダボス市で開催される年次総会（通称，ダボス会議）には，幅広い分野のビジネス，政府・国際機関，メディア，アカデミアなどのリーダーや要人が参加しています．

❽日本の関連組織・フォーラム

　日本には，グローバルヘルスに関連する学会として，日本国際保健医療学会，

日本熱帯医学会，日本渡航医学会，日本旅行医学会，日本寄生虫学会，国際臨床医学会，国際開発学会など，フォーラムとしては，国連フォーラム，ワシントン DC 開発フォーラム，ジャムズネット（JAMSNET）などがあり，学生も，日本国際保健医療学会学生部会（jaih-s），日本熱帯医学会学生部会（J-Trops），国際医学生連盟日本支部（IFMSA-Japan）などを通じて活発に学び，議論・交流を行っています．

chapter
5 | グローバルヘルスで 求められる人材とは

グローバルヘルスで求められる人材を一言で言うならば，「成果を出せる人」です．保健分野に限らず，グローバルな舞台で活躍するには，まずは自分がやりたい，またはやっている仕事の「求められる成果」とは何なのか，きちんと把握することから始める必要があります．

グローバルヘルスが扱う課題は広く，多岐にわたりますので，求められる成果も多様で，組織やポストによっても異なります．なので，まずは自分がどのような仕事をしたいのか，できるのかを考えながら，働きたい組織や職務で「期待される成果」を出せるような人間になることを目指す必要があります．

ただし，必ずしも自分がしたい仕事，自分ができる職務に簡単に就けるとは限りません．その場合，まずは自分がしたい仕事・職務に「求められる成果」と「自分の現在の能力」とのギャップをしっかり理解し，それをどう埋めるかを考え，行動することが重要です．誰もが最初は初心者，自分の能力を高めていけばいいのです．

「職務内容と期待される成果」の概要は，通常，「職務記述書（JD）」に書かれています．これは人材募集や就職した際などに提示されるもので，その職務の目的や内容・成果，必要な知識や経験，技術や資質などが記載されています．

経験やスキルが皆無に等しい新卒を採用した後に仕事を割り振っていく「メンバーシップ型雇用」が今でも日本の主流ですが，グローバルでは役職や職務にマッチする経験や能力をもつ人を探して採用する「ジョブ型雇用」が主流です．そのため，このJDはとても重要で，それぞれのポストに期待される成果やそれに必要な能力・資質などを明示して，それに見合った人材を探すのです．

本章ではグローバルヘルスではどのような人材が求められているのか，必要な能力や資質とは何か，それらを獲得するためにどのような努力をすべきか，などについて説明します．

学歴・職歴

　グローバルヘルスに関連する機関に応募した時，まず見られるのは履歴書とカバーレターです．私はこれまで，ユニセフやグローバルファンドにおいて，国連のグレードでいえば一般職の G3 から G6，また，専門職の P3 から P6，幹部職の D1 から D2 までの人材選考にかかわり，世界の多くの方々の履歴書とカバーレターをレビューしてきました．1 つのポストに世界中から 200 人以上が応募することもあるため，選考委員（通常 5 人前後）が全てに目を通すことはできず，まずは人事課の担当者などが学歴や職歴などの最低条件によってふるいにかけ，そこからロングリスト（通常 10〜20 人程度），さらにショートリスト（通常 2〜5 人程度）に絞っていくことが多いです．「絞り方」は組織によって異なりますが，いくつかの選定基準を設けてまずは履歴書で落とし，さらに筆記試験やビデオ面接で絞ったりします．

　したがって，選考する側がどのような人材を期待しているのかを JD を通して把握し，それに合わせて自分がもつ能力や資質を履歴書やカバーレターの中でしっかりと示すことが重要です．

　この書類選考で特に着目される点は何でしょう．

　まず，求人情報や職務記述書には，そのポストが求める最低の必須条件 minimum requirement・資格 qualification があります．通常，学歴や職歴として，「公衆衛生・医療，それに準ずる大学院卒業」「5 年以上の感染症対策への従事」「3 年以上の多様性のあるチームの統括」などといったものです．これらの条件を読まずに，または無視して応募する人も多いので，200 人以上の応募者がいても，これらの条件でふるいにかけるだけで時に半数くらいに減らせることもあります．

　学歴に関して，日本では大学のレベル（偏差値や知名度）を気にする人が多いと思いますが，グローバルには資格の最低条件（大学卒，大学院卒，修士課程，博士課程修了など）を満たしているかどうかが重要で，どこの大学・大学院を卒業していようが選考に影響はほとんどありません．世界中から応募してくるので，時にアフリカの国のまったく聞いたこともない大学や大学院の名前が履歴書に記されていて，その大学が本当に存在するかを調べたこともありますが，国際的に無名の大学・大学院を卒業していても，国際機関で活躍し，管理職に就いている人は少なくありません．

ただし，欧米で知名度のある大学・大学院を卒業していると，書類選考で有利に働くこともあります．それらを卒業していることが，あるレベル以上の知識・能力をもっている「証明」になり，また，面接者が同窓生の場合には，無意識にひいき目に見てしまう「内集団バイアス」がかかることがないともいえないからです．公平な審査を心掛けながらも，面接者も人間ですから．

　国連機関でも，事務や実務のポストでは最終学歴が高卒でもよいこともありますが，専門性や管理が求められるポストでは，大卒か大学院卒（修士課程修了）を必須条件 required，特に高い専門性を求めるポストでは博士課程修了を必須または歓迎条件 desired としていることが多いようです．

　グローバルヘルス分野で働くには，医学や公衆衛生学，看護学など保健医療系の大学・大学院卒が必須と思っている読者が多いのではないでしょうか．確かに WHO では医師が主要ポストを占め，2017 年の事務局長選でも，エチオピアの保健大臣と外務大臣を歴任したテドロス・アダノム氏は有力候補であったにもかかわらず，彼が医師でないことをマイナス材料と見る加盟国代表も少なくなかったようです．地域保健の博士号をもっていたことで，少しは救われたようですが．

　しかし，WHO の中でも，医師ではなく，公衆衛生学や疫学，統計，経済学，情報科学などのほかの専門家も多く働いており，IT，物流・ロジスティクス，資金調達，広報，人事，財務などの部署では非保健医療系の人が大部分を占めます．私が働いていたグローバルファンドでは，保健医療系の大学・大学院を卒業した人はむしろ少なく，私の周りをざっと数えても 3 割未満で，ほかは国際関係，国際政治，公共政策，経済，経営，法律などさまざまな分野を専攻していました．約 10 名いた幹部を見ても，医師は私を含めて 2 人のみ，ほかはビジネス，法律，コミュニケーションなど保健医療以外の専門を大学・大学院で専攻していました．もちろん，これらの人々も大学・大学院卒業後には，NGO や国際機関，政府，民間企業などを通じて，最終的には保健医療にかかわってきています．ただし，人事，財務，IT などの部長・局長クラスには，保健医療以外の機関で働いてきた人もいます．

　学歴よりも書類選考でしっかり「見られる」のが職歴です．国連機関では P3，P4，P5 など各専門職のレベルに応じて最低必要な職務年数があります．ただし，この「年数」は応募者に対して示す一応の基準のようなもので，長ければよいわけではなく，国連の中ではこれらの年数を経ずにトントン拍子で昇

進していく人もいます．欧米の組織では，30代でも部長・局長クラス，40代でも組織の代表になる人もいるので，最低必要な職務年数に満たなくとも，国際的に認められた組織で，それなりのポストに就いていれば，ショートリストされることもあります．

　いずれにせよ，どんな組織の，いかなる部署で，どのような仕事をしてきたか，そこでどんな仕事をし，どのような成果を挙げてきたのかなど，応募したポストに求められる知識や能力があることを，履歴書の職歴を通じて「見える化」する必要があります．

語学力

　グローバルヘルスの仕事をする上で英語は必須といえます．聞く，読む以上に，話す，書くといったアウトプットが重要で，伝えるべき内容をタイムリーに，適切に伝えられるかどうかが大切です．

　決して「上手に話す」「巧く書く」必要はありません．国際機関のトップになるような人でも，訛りが強く，流暢とは言えない英語を話す人はいます．しかし，伝える内容に強い意思や信念，目指すべき方向性などが示されていれば，多くの人を引きつけ，引っぱっていくことができるのです．日本人に限らず，英語を母国語としない人々はみな苦労しながらも，英語という「道具」を使いこなせるよう日々努力しています．

　その道具の使い方は，職務のレベルによって，進化させる必要があります．伝えたい内容をきちんと伝えるだけでなく，言葉でのキャッチボール，コミュニケーションもより円滑に，時には反論する相手を説得し，チームリーダーとして人々をまとめる，会議の議長やモデレーターとなって，参加者から多様な意見を引き出して議論を闘わせ，最終的にその調整や取りまとめをする．英語を磨くというより，コミュニケーション能力を磨いて，結果を導いていかなければなりません．

　「英語ができない」と嘆く人もいますが，嘆く暇があったら前に進んでください．「できる」ようになる速度は人によって差はありますが，英語は「道具」ですから，触って使っているうちに必ず慣れてきます．私は人の2～3倍以上努力しないと英単語も覚えられませんでした．特に英語の「聞き取り」がとても苦手で，簡単に「聞き取れる」人をうらやましく思っていました．でも，ひ

たすら続けているうちに，次第に聞き取れるようになってきました．私は大学生時代，また，日本国内で働いていた時は，アルクの English Journal のカセットテープを聞き，英検や国連英検，TOEFL を受け，英語の教科書や論文を読み，また，書きながら，英語の勉強をしていました．後になってから気づいたのは，「根気」と「時間」も必要だが，効率よく英語を習得するための「要領」や「学び方」があるということです．参考図書や動画などで紹介されていますので，試してみてください．

海外で留学や生活，仕事をするのが一番手っ取り早いですが，今では海外に行かなくとも学べる方法，無料や安価で英語を習得できる方法はインターネットなどを通じてたくさんあります．私も最近は，英語のポッドキャストや Audible で英語の本の朗読を聴きながらジョギングをしたり，電子書籍やインターネットで英語の本や新聞・雑誌を読んでいます．長期海外で生活していても，日本に戻ると英語脳や英語耳が退化してしまうので，日常的に英語に触れる努力は大切です．

ただし，仕事をする上では，毎日多くの文書や資料を読んで，知らない単語や表現があったら片っ端から覚えていくこと，下手でも何でもとにかく書いて，それを同僚や上司に直してもらうことが大切です．とにかく，アウトプットが重要です．

グローバルヘルスを志す上で，英語以外の言語は必要ですか，という質問をよく受けます．結論から言えば，どこで働くか，働きたいかによるのですが，フランス語，スペイン語，ポルトガル語，アラビア語などは公用語として使われている低中所得国も多く，特定の国や地域で働く場合には，仕事上，その言語能力が必須 required，または望ましい desired とされます．

言語を学ぶことは，その国や地域の文化や歴史の理解，現地の人との交流にも役立ちますので，仕事で使わなくても，現地の言葉を学んでみるのはとてもよいことです．

欧州では，必要に迫られ，または家庭環境などによって，日常的に数ヵ国語を使っている人もいて，われわれ日本人からするとうらやましい限りです．ただし，逆に，英語しか話せなくとも生きていくことはできますし，国連機関の幹部になっている人もいます．

ちなみに私は，言語習得能力は低いのですが，必要に迫られ，また，関心をもって，これまで 10ヵ国語ほど勉強しました．医学生時代，インドで伝統医

学アユルベーダを学ぶためにサンスクリット語を勉強したのが始まりで，JICA
長期専門家としてブラジルに派遣された時はポルトガル語を話さなければなら
ず，そのほか，フランス語圏，スペイン語圏で仕事をしたためフランス語，ス
ペイン語，さらにタイ語，中国語，ウルドゥー語なども学びました．しかし，
使わなければ忘れるもので，今でもまともに使えるのは英語と日本語，そして
栃木弁くらいです．

コンピテンシー

　学歴，職歴，資格，語学力などは履歴書で「見せる」ことができますが，実
はこれらの「見える」特性よりも，むしろ水面下に隠れて「見えにくい」，信
念や価値観，使命感などの特性が重要だといわれています．「仕事で高いパフ
ォーマンスを生む人の共通の特徴とは何か」を調べる多くの研究の結果から導
かれたもので，米国の心理学者マクレランドが概念化し，スペンサーが模式化
した「氷山モデル」とよばれ，**図 10** はそれを基に作成したコンピテンシーの
概念図です．

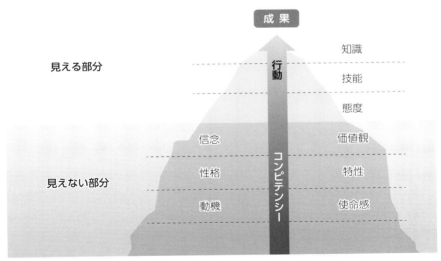

図10 コンピテンシーの概念図（スペンサーの氷山モデル）

（曽根智史ほか：コンピテンシーに基づいた国際保健政策人材の養成初期における教育ツールの開発）

水面下にある行動特性の中から，その組織や役職で成果に結びつくものを
「コンピテンシー competency」とよび，人材の雇用・育成・評価などに活用
する組織が増えています（**図11**）．国際機関でも，この見えない部分をいか
に見抜いて人材を採用するか，この部分を意識しながら，いかに組織内で人材
を育成するか，人材評価や昇進に生かすかを考え，人事管理に活用しています．

　組織で働く上で必須となるコンピテンシーを core または organizational
competencies，職種や職務に応じて求められるコンピテンシーを functional
competencies などと分けて設定している組織もあります．例として，国連が
設定しているコンピテンシーの枠組み（**表6**），WHO のコンピテンシーモデ
ル（**図12**）を示しますが，ほかにもユニセフ，グローバルファンドなどが職
務・レベル別に必要なコンピテンシーを設定しています．

　また，グローバルヘルスで活躍するためのコンピテンシーとして，グローバ
ルヘルス人材戦略センター（p.179）が実施した調査報告書「次世代国際保健
リーダーの探索と提案」はとても参考になるので一読をお勧めします．ここで
は，その報告書からグローバルヘルス幹部人材のあるべき姿像（**図13**），グ
ローバルヘルスに必要な経験・知識・スキル等（**表7**），能力・コンピテンシ
ー（**表8**），資質，人柄・価値観（**表9**）を抜粋しておきますので，参考にし

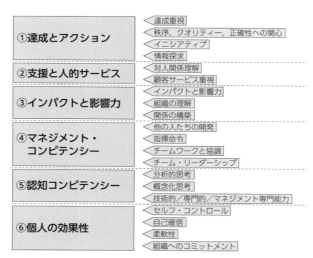

図11 コンピテンシー・ディクショナリー

（Spencer&Spencer：Competency Dictionary より作成）

てください.

　以下，グローバルヘルス分野の国際機関で重要なコンピテンシーとして設定
されながら，日本人が苦手，日本国内ではなかなか習得困難なものについて，
私の経験を踏まえて説明します.

表6 国連のコンピテンシーの枠組み

コア・バリュー	コア・コンピテンシー	管理者としてのコンピテンシー
・誠実さ ・プロ意識 ・多様性の尊重	・コミュニケーション ・チームワーク ・企画&組織化 ・説明責任 ・クライアント志向 ・創造性 ・技術に関する意識 ・継続学習に対するコミットメント	・構想力 ・統率力 ・他者の能力を引き出す ・業績を管理する ・信頼関係を築く ・判断／意思決定

詳しくは，UN Competency Development Practical Guide をご覧ください.
（曽根智史ほか：コンピテンシーに基づいた国際保健政策人材の養成初期における教育ツールの開発）

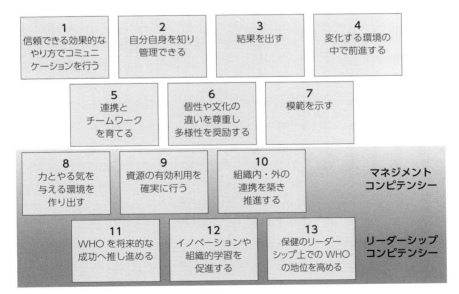

図12 WHO のコンピテンシーモデル
（曽根智史ほか：コンピテンシーに基づいた国際保健政策人材の養成初期における教育ツールの開発）

	基本要件		付加要件

人物像	基本的な資質（ポテンシャル）	経験，知見，スキル
グローバルヘルスおよび外交・安全保障上の課題を深く理解し，洞察力と構想力をもって戦略を立案，さまざまなステークホルダーを巻き込みつつ高度なリーダーシップで戦略を実行し，世界に影響を及ぼすことができるグローバルリーダー	・グローバルヘルス領域にとどまらず，関連するあらゆる分野に関心をもつ好奇心 ・社会やヘルスセクターの動向を深く理解し，新たな戦略を生み出す洞察力 ・世界のあらゆるステークホルダーの巻き込みやパートナーシップを実現する巻き込み力 ・大きな困難やコンフリクトにぶつかっても最後までやりきる胆力	・医療・公衆衛生分野における専門性 ・外交・安全保障・法・規制等に対する深い理解 ・海外を含む複数地域での勤務経験 ・資金調達等による外部資金獲得の実績 ・各界リーダー（政官財学）との良質なネットワーク ・多国籍チームをリードできる多様性対応能力と英語力 ・大組織・複数ファンクションのマネジメント経験

（＋）

価値観，人柄	能力（コンピテンシー）
・地球規模で考える視座の高さ ・医療・公衆衛生に対する強い思い ・専門領域に留まらない視野の広さ ・人材育成に対するコミットメント ・利他・無私の心	・期待を上回る成果を継続して出し続ける成果志向 ・高い視座と構想力で新たなアイデアを生み出す戦略性 ・あらゆるステークホルダーと協業できる協働能力 ・高業績チームを作り率いることができるチーム運営力 ・個人と組織を体系的に育てる組織育成力 ・環境変化に迅速に対応し変革をリードできる変革力 ・国や地域のニーズを先取りできる市場洞察力 ・国や地域を問わず仕事を遂行できる多様性対応力

図13 グローバルヘルス幹部人材のあるべき姿像

（グローバルヘルス人材戦略センター：次世代国際保健リーダーの探索と提案）

A コミュニケーション

　これはグローバルに活躍する上で最も重要なコンピテンシーの１つで，かつ日本人が最も不得意とするものでしょう．保健分野のみならず，日本人が世界で活躍する上での「壁」になっているともいえます．

　コミュニケーションと一口に言っても，それを構成する要素がいろいろあります．その中でも，日本人にとって障壁になるのが「語学力」「ローコンテクスト・コミュニケーション文化への適応」「交渉力」ともいわれています．

　日本人の英語力は，2020年の英語能力指数ランキング（EF-EPI）で，世界

表7　グローバルヘルスに必要な経験・知識・スキル等

カテゴリー		定着（暫定的）
経験	危機管理経験	・感染症等を含む，国家や国際社会での重大な脅威における危機管理の実務経験
	フィールド経験	・発展途上に居住・勤務し，現地で保健医療プロジェクトに従事した経験
	クロスセクター経験	・Public（政府機関），Private（企業，経済団体），Social（NGO，NPO）など複数のセクターにおいて業務を経験し，領域横断的な事業に対する知識・経験，能力を有している
	政治経験	・政治家としての経験．特に，大臣等閣僚級の要職を務めた経験があることが望ましい
	行政経験	・政府機関にて勤務した経験
	組織マネジメント経験	・レポートライン上の複数の部下をもつチームを率いた経験
知識・スキル等	プレゼン力（自己ブランディング力）	・自身の経験・スキル・能力やポテンシャルを効果的に相手に伝える力
	国際機関に関する知識	・国際機関の役割や成り立ち，組織文化，意思決定過程，組織体制等について理解していること
	ファンドレイジング能力	・ファンドレイジングの戦略立案や交渉実務を通じて，組織内外から資金を獲得する力
	特定分野での専門性	・特定分野における専門能力を有することを示す上での，博士号，専門資格，著作，受賞歴等
	語学力（主に英語力）	・ディスカッション，プレゼンテーション，書類作成等をネイティブスピーカーと円滑に行える高度な英語能力

（グローバルヘルス人材戦略センター：次世代国際保健リーダーの探索と提案）

表8　グローバルヘルスに必要な能力・コンピテンシー

カテゴリー		定義（暫定的）
能力　コンピテンシー	戦略性	・外部環境を深く理解し，自組織における具体的かつ中長期的な戦略を立案することができる
	チーム運営力	・全体の進捗管理と同時に，メンバー個人の能力を見極めつつ自律的に業務を遂行させ，成果を出すことができる
	組織育成力	・個々人の強み弱みを踏まえ，建設的・構造的，かつ具体的にフィードバックすることで成長を加速させ，個人と組織の生産性と持続性を向上させる能力
	協働能力	・所属組織を超えた連携，協働に能動的に参加するだけではなく，他部門の人間を動機付けし，巻き込みながら自部門との協働を実現する能力があり，良質なネットワークも有する．
	成果志向	・周囲の期待以上の目標を自ら設定し，工夫を通じて再現性高く実現する力
	変革力	・現状に対する健全な危機感に基づき，どこをどう変革すべきか具体的に掲げ，自ら変革を実現する力
	多様性対応力	・文化や習慣，思想や言語などが異なる人材の多様性を積極的に取り入れながら，新しい規範や仕事の進め方を実現する力

（グローバルヘルス人材戦略センター：次世代国際保健リーダーの探索と提案）

表9 グローバルヘルスに必要な資質（ポテンシャル），人柄・価値観

カテゴリー		定義（暫定的）
資質　ポテンシャル	好奇心	・組織内外の専門家を巻き込み学びの機会を積極的に求める，予想外の変化にも柔軟に対応し考えを軌道修正する，否定的フィードバックをおそれず機会としてとらえるなど，学びや変化を積極的に追求する
	洞察力	・複雑な状況において分析的・概念的両面から根本的な課題と未知の可能性を特定し，状況を的確・簡潔にとらえ高いインパクトを与える打ち手を見抜くなど，新しいものの見方を追い求める
	胆力	・難易度の高いミッションを好み，自尊心と自主性をもちながらものごとに取り組む．「燃え尽き」を防ぎ，失敗は引きずらないなど，前進するために全力で打ち込むことができる
	巻き込み力	・知性と感性の情理両面をもって他者に影響を与え，他者の潜在力を信じ，支援・評価する． 他者を巻き込み協働することを楽しみ，その直面する課題を理解しようと積極的に関与しつつ，懸念も積極的に共有する
人柄・価値観	人柄	・謙虚さ，誠実さ，親しみやすさ
	価値観・その他	・私心のなさに加え，グローバルヘルスを含む地球規模課題へのパッションとコミットメントがある

（グローバルヘルス人材戦略センター：次世代国際保健リーダーの探索と提案）

100ヵ国中 55 位，アジア 24 ヵ国中 9 位でした．日本では世界の情報や知識がすぐに和訳される，英語を使わざるを得ない状況や英語ができないと困るなどの切迫した状況が少ない，欧米の言語に比べて，日本語が英語からかけ離れた言語体系である，など理由はあります．

しかし，コミュニケーションには語学力だけでなく，文化的背景や考え方を理解することも重要です．さらに，日本はコミュニケーションが価値観，感覚といったコンテクスト（文脈，背景）に大きく依存し，ボディランゲージや声のトーン，話者や著者の地位や立場，さらに，場の雰囲気や「空気」が重要となる「ハイコンテクスト文化」といわれています．上下関係や利害関係を含む相手との関係性，その場の状況や雰囲気によって，言語にはならない，またはすべきでない，暗黙の了解や文化・習慣があります．

それと対照的なのが，価値観や感覚などのコンテクストはありながら，それを言葉や文字として言語化し，立場や考え方，行動を明確にしてコミュニケーションする「ローコンテクスト文化」です．その典型は米国ですが，世界中から多様な価値観や文化・習慣をもつ人々が集う国際機関も，全体としてローコンテクスト文化の傾向が強いです．

日本では「1を聞いて10を知れ」「沈黙は金」などといいますが，世界では「1知ってても10を言え」「沈黙は無知」ともいわれるのです．このしゃべらなければわかってもらえない世界で，語学力も説得力も交渉力も十分でない日本人が闘っていくには，それなりの意識や努力が必要となります．会議や話し合いの場では，必ず一言でも質問やコメントをする習慣をつけてください．できれば，ディスカッションやディベートの本を読んだり，その訓練をしてください．最近は日本でも学べる機会があります．

　コミュニケーションは場数や量をこなすことで学んでいけますが，最終的には「量より質」といえます．意味や内容のないことを延々としゃべるより，相手が求める，または相手が納得する内容を簡潔に述べる人の方がグローバルでも評価されます．

　コミュニケーションはまた，一方的な伝達ではなく双方向の対話です．一方的に主張する人，相手を攻撃する人への評価はグローバルでも低く，相手の意見を尊重しつつ，自分の意見をしっかりしたロジックやファクトを基に説明する人が尊敬されるのは日本と同じです．日本人は，自分の意見に反対や異論をもらうと感情的に反応する人がいますが，グローバルには感情を挟んだ方が負けです．冷静に反論を聞き，冷静に反論できるように訓練する必要があります．

　これらは一朝一夕にはできませんが，努力すれば身につきます．毎日の会話や議論の中で，コミュニケーションに長けた人，そうでない人の両方を観察しながら，また，自分自身のコミュニケーションを客観視しながら，少しでも上達しようと心掛けることです．

B　成果達成志向

　先述のとおり，グローバルで働くには求められる成果を生むことが大切で，「成果達成志向」は，グローバルヘルスにかかわる多くの組織で働く職員に必須のコンピテンシーとして掲げられています．

　日本でも，最終的には成果や結果が求められますが，それ以上に手続きや過程，やり方や形式にこだわることも多くないでしょうか．

　たとえば，日本の役人用語に「サブ」「ロジ」があります．サブはサブスタンスの略で，政策や重要なイベントなどの中身，成果物，結果のこと．ロジはロジスティクスの略で，サブを生むための手続きや準備，調整などのこと．その両方が大切であることは誰もがわかっていますが，日本では特に「ロジ」に

時間をかけ，手抜かりなく，完璧にしようとして，肝心な「サブ」に手も頭もあまり回らないことがあるようです．

　たとえば，国際会議であれば，どれだけハイレベルのスピーカーを招聘できたか，その宿泊・移動・接待，そして会議自体が計画どおりに進んだか，などがとても重要で，そのいずれかに問題が起きたら「失敗」とみなされることがあります．その一方で，会議の結論，それによって何を生み出したいのか，どのような変化をもたらしたいのか，社会や世界にどのような影響を与えたいのか，といった成果・インパクトにかかわる議論や検討が少なく，それがあまりなくとも「失敗」とはみなされないことが少なくありません．

　『イシューからはじめよ』（安宅和人著，英治出版）が伝えるように，「これは何に答えを出すためのものなのか」というイシューを明確にせず，会合やイベントなどをすること自体が目的となってしまっていることもあるようです．

　グローバルには，というとあまりに広いので，私が働いてきた国際機関に限定して話をすると，まずは課題 issue 設定から始まり，その解決のための方法や道筋を考え，そのために会合やイベント・キャンペーンを行い，そのためのサブを練り，その実現に向けてロジを行うというのが基本です．ここでサブ担当者とロジ担当者は明確に分けます．時に両方をこなす人もいますが，サブが根幹なので，それに集中して，どのような結果・成果を作るか，それにどのような意義があるのかをじっくり考える人がいます．

　ただし，ロジを行う人でも，そのロジを完璧に完了するという成果のために，ほかの人より効果的・効率的に動けば成果達成志向が高いとの評価を受けます．日常的な仕事でも，それがどのような目的のためになされているのかを理解・意識し，その結果・成果を出すために努力・工夫をしている人と，それを理解・意識せず，その手続きや過程，やり方や形式だけを見つめて四苦八苦している人とでは，その成長の度合いは大きく異なってきます．

C　多様性の理解・尊重

　国際機関には世界中からさまざまな人種・民族・国籍の人々が集まり，その言語・文化・習慣・宗教・信念，さらに性や性的志向，家族やパートナーシップの在り方などは多種多様です．たとえば，グローバルファンドで働くスタッフは世界全ての大陸 140 ヵ国以上から集まり，人種や宗教は多様で，さまざまな言語が飛び交い，ゲイやレズビアン，いわゆる LGBTQ も多く，HIV とと

もに生きる人や過去に結核やマラリアに感染した人もいます．そんな中，それらの多様性（ダイバーシティ）を理解して尊重し，さらに促進していくことはとても重要です．

「多様性を尊重するなんて当然だし簡単」と考える人もいるでしょうが，実際にはそうでもありません．何気ない言葉や行動が人を傷つけている例が結構多いのです．長年育った環境や文化，教育などによって体に染みついた「常識」や「意識」の中に，偏った見方や考えが含まれ，それが無意識に態度や行動として表れてしまうこともあります．それが意図せず，ある人々を傷つけたり侮蔑したりすることにつながります．これを「アンコンシャス・バイアス（無意識の思い込み，偏見）」といいます．

私自身も頭では多様性を理解し尊重しているつもりが，後になって人を傷つけたのではと思うような発言・行動をしてしまったことが少なくありません．日本の「常識」とは違った，またはこれまで出会わなかったような人々や文化・価値観に接して，初めて「こんな人がいるんだ」「こんな見方があるんだ」などの「違い」に驚き，自分がもっていた「常識」が世界では「非常識」だったことに気づきました．

アンコンシャス・バイアスは，同一性が高く，多様性が少ない日本には特にあふれているようで，ジェンダー格差の世界ランキング，「ジェンダーギャップ指数 2021」（世界経済フォーラム）で世界 156 ヵ国中 120 位という結果からもわかります．それどころか，多様性がなぜ重要なのか，ジェンダーギャップを埋めることがなぜ必要なのかもわかっていない人が日本には多いような気がします．特に，日本の企業や省庁等で長く働いた一定以上の年齢の人にその傾向が強いようで，そのような方が出向や転職で国際機関などで働くようになった場合，このアンコンシャス・バイアスによる発言や態度が日本に対する印象やイメージにつながってしまうことにもなりかねません．

ですから，まずはこの多様性に対して日頃から意識すること，多様な人々と会って，実際にコミュニケーションを取り，理解し学んでいくことが大切です．個人の努力だけでは克服できないことも多いので，近年は，「DEI（diversity 多様性，equity 公平性，inclusion 包括性）」の重要性を強調し，組織ぐるみでその促進に力を入れている組織が増えています．私もグローバルファンドでは，DEI 促進のために研修やセミナー，グループワークなどを積極的に企画しました．頭で理解するだけでは不十分で，多様な人々と交流し，その価値観や文化

に触れながら，肌で感じ，アクションにつなげることが大切です．最近では日本でも，オンラインを含めて DEI に関する研修やセミナーがあるので，第三者からのフィードバックをもらいながら自分のアンコンシャス・バイアスを知り，意識しながらこのバイアスを取り除く努力をしていってください．

D　チームワーク・協調性

　このコンピテンシーが重要であることは誰もが知っており，グローバルでは「日本人はチームワークが得意で，協調性がある」との評価があります．

　ただし，間違ってはいけないのが，協調性とは自分の考えを捨てて多数派の意見に従うことではないということです．自分の意見や考えもなく，単に同調しているだけでは協調性とはみなされず，むしろマイナスの評価になることもあります．周囲の意見に積極的に耳を傾けながらも，チーム全体の目標達成のためには，多数派と異なっても自分の意見をしっかりと伝え，チームがまとまらない時には，それを調整し，統率するという積極性もこのコンピテンシーには必要です．自分と異なる立場，違う意見をもつ人たちと対話・議論しながら，最終的には同じ目標の達成に向けてともに努力できる能力，周囲の意見を鋭く察知し，利害や立場の異なる人とも協力して目的を遂行できる能力が求められます．

　国際社会で実際に働いてみると，時に協調性がない人が少なくないことに驚きます．自分の意見や主張が強く，また，自分のパフォーマンスを見せようと目立ちたがる人も少なくないのです．そのような人々とチームを組む，協調することの難しさもあるのです．

　1 点気をつけておいた方がよいのは，国際社会にもその場の「空気」があり，それを読みながら考え行動することが必要な場面もあるということです．日本人は空気を読みすぎる傾向がありますが，国際社会でもその場の「空気」があり，それを読みながら言動を取ることが重要なこともあります．

　「同調」と「協調」は違います．自分の意見も主体性もなく，多数の意見や行動に合わせる同調に対して，協調は自分の意見を伝え，主体的に言動を示すも，最終的な目的達成のためには，異なった意見をもつ，または利害が異なる人々と歩み寄りや譲り合いをして，調和したり協力し合ったりすることです．国際社会でも，その場の空気を読んで，自分の主張を差し控えたり，意見の食い違う相手の面子を守ったり，弱い立場の人々の意見を引き出したりする配慮

も大切です.

E マネジメント・管理

　「マネジメント」は，米国の経営学者ピーター・ドラッカーが提唱し，「組織に成果を上げさせるための道具・機能・機関」と定義していますが，グローバルヘルスのさまざまな課題解決のためにとても重要なコンピテンシーです.

　私は日本の教育で「マネジメント」についてまともに学ぶ機会はありませんでしたが，グローバルヘルス領域に足を踏み入れて以来，その重要性を認識し，多くの本をむさぼり読み，さまざまな研修を受けて，実践する中でさらに学んできました.

　私にとっての「マネジメント」とは，資源（ヒト・モノ・カネ）を調達し，それらを効率的に活用し，リスク管理をしながら，チームや組織の目標やミッションの達成を目指すことです. 小さなチームでも，また，個人であってもマネジメントは重要です. 個人であれば自己管理ともよばれますが，それには時間から身体，メンタル，資産，家族までさまざまなマネジメントがあり，これらの管理の成否が仕事の成果にも影響してきます.

　グローバルヘルスには，さまざまな活動，プロジェクトやプログラムがありますが，それらのマネジメントには基本的また定型的な管理方法があります. また，データ，物流，人事，財務などには，その領域に特化したマネジメント手法もあります. それらを熟知して実践できるかどうか，困難な問題が生じた時に，それを乗り越える，解決できる能力があるか. 自分のやりたい仕事，職務に求められるマネジメント能力とは何かを明確に意識，理解して，現在の仕事や日常の中で学び，習得できることを探し，また，本や資料から学んでいくことも大切です. 実践する中で，理論だけでは足りず，経験の中から自分自身で学び，開発・進化していかなければならない自分自身のマネジメントのスタイルやアプローチがあることにも気づきます.

F リーダーシップ

　ドラッカーの著書『未来企業』によると，効果的なリーダーシップとは「組織の使命を考え抜き，それを目に見える形で明確に定義し，確立すること」で，リーダーとは「目標を定め，優先順位を決め，基準を定め，それを維持すること」とあります.

マネジメントとリーダーシップはよく混同されますが，マネジメントは限られた資源（ヒト・モノ・カネ）と時間の中で，設定した目標を達成する，また，期待される成果を生むための手段で，いかにして行うか（How）が重視されます．

　一方，リーダーシップには，進むべき方向や目標を決め，期待すべき成果をできるだけ明確化して，何を行うか（What）が重視され，より高次には，組織のビジョンや目標がなぜ必要なのか（Why），何のためにわれわれは存在するのか（For what）といった使命や存在理由を突き詰め，示すことが重要です．リーダーシップには，マネジメントに必要なヒト・モノ・カネなどの資源をどのように生むか，いかに配分するか，何を優先するかを決める役割もあります．

　リーダーシップというと，組織のトップや幹部だけに求められるもので，生まれつきの才能が必要と誤解されることがありますが，それは違います．数人の小さなチームの長であっても，定まっていない方向を決め，短中期目標や年間目標などを定めてチームを引っぱるために必要なコンピテンシーでもあります．

　たとえば，私が統括していたグローバルファンドの戦略・投資・効果局には5つの部，その下に20近くのチームがありましたが，そのチーム長に期待したのは，それぞれに期待される成果を生むためのマネジメントだけではなく，2030年までに世界から三大感染症を終息させるという国際目標に向けて，各チームに何ができるか，その方向性を示し，チームがもつ強みや価値を最大限に引き上げながら先導するリーダーシップでした．

　心理学者ダニエル・ゴールマン氏は，リーダーシップをビジョン型 Visionary，コーチ型 Coaching，関係重視型 Affiliative，民主型 Democratic，ペースセッター型 Pacesetting，強制型 Coercive と6種類に分類しています．このどれが絶対的に正しい，理想型かというのではなく，組織の目的や形態，置かれた状況，チームの特性などによって，適切なスタイルがあるといわれています．ドラッカーも「成功するリーダーは十人十色」で，どれが正しいというのはないが，その共通点はあり，それを意識して実践していくことが重要と述べています．

　私の経験では，緊急事態や災害支援においては，ペースセッター型や強制型のリーダーシップで，短期間に資源を動員して，物事を動かす必要があり，平時のオペレーションで組織に優秀な人材がそろっている場合には民主型や関係重視型のリーダーシップでうまくいくことが多いようです．また，スタッフに

欧米人が多い場合はビジョン型や民主型，ラテン系やアジア人が多い場合は関係重視型やコーチ型がうまくいくようにも感じました．

　ただし，生まれ育った環境，受けた教育，社会や職場の文化などによって，人々が描くリーダーのプロトタイプは異なるものです．リーダーシップは生まれながらの才能ではなく，環境，教育，自らの努力などによって培われるものですが，やはり，人によって得意，不得意とするリーダーシップのパターンがあります．私の場合，強制型のリーダーにはなりたくはなかったし，なれませんでした．緊急支援のオペレーションが結構得意で，ペースセッター型は私には向いていました．ただし，平時のオペレーションでは関係重視型や民主型リーダーシップの重要性を感じて，その方法を学び，試行錯誤しました．グローバルファンドで働き始めて，多くのビジョン型リーダーに出会い，彼らから多くを学びました．

　グローバルファンドに比べると，現職の GHIT の予算は 100 分の 1，私が率いるスタッフ数は 10 分の 1 以下ですが，小規模でも組織のトップというのは大規模な組織の二番手，三番手とは見え方が違い，リーダーとして求められるものも違っています．最終的な決断をする，その迅速性とタイミングと妥当性．さまざまな相手や組織とコミュニケーションを取る，その大胆さと繊細さと巧妙さ．組織のトップが負うべき責任や求められるコンピテンシーは大きいものです．私自身，まだ発展途上で学びの日々ですが，リーダーシップ獲得への困難ながらエキサイティングな道を現在楽しんでいます．

　ちなみに，日本人がグローバルヘルスのリーダーを目指す上で役立つ資料があります．私の友人で，2022 年 3 月にゲイツ財団からグローバルファンドの保健システム部長になった馬渕俊介氏が作ったモデルです（図 14）．この図では，グローバルに成功しているリーダーシップのスタイル（ストロング・リーダー型とサーバント・リーダー型）と，強みとする力（IQ（知能指数）：問題解決力と EQ：感情訴求力）の 2 つの座標を示し，そのどこに位置するのが日本人の勝ちパターンか，という説明をしています．

　明確なビジョン，主張，意思決定，自信をもつストロング・リーダーは一般に日本人の得意とするものではありませんが，人の意見を積極的に聞き，取り入れ，メンバーを巻き込んで，それぞれの力を最大限に生かしながらチームの総合力を成果に結びつけるサーバント・リーダーならなれそうです．

　強みとする力としては，一般に日本人は，問題設定からその分析，構造化な

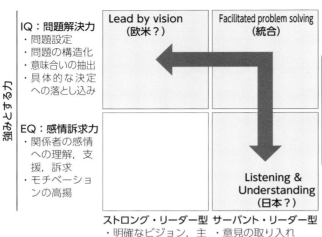

図14 グローバルヘルス人材の強みとする力とリーダーシップスタイル（日本人の勝ちパターン）

（馬渕俊介氏作成　© Bill & Melinda Gates Foundation）

どを行う問題解決力よりも，関係者の感情への理解・支援・訴求などを通じた感情訴求力のほうが強い人が多いかもしれません．

　グローバルヘルスで真のリーダーになるには，日本人のコンフォートゾーンともいえるサーバント・リーダー型でEQ：感情訴求力を強みとするリーダーシップだけでなく，明確なビジョンを示し，適切でタイムリーな主張や意思決定をしていくストロング・リーダー型の要素，すなわち適切な問題設定や戦略的思考を含む問題解決力を培っていくこと，馬淵氏にいわせると「欧米スタイル」をどのくらい身につけることができるかも重要です．馬渕氏は，つまり，日・欧米統合スタイルが日本人がリーダーになるための勝ちパターンであるといっています．私も同感です．

　もちろん，これは単純化，簡素化したモデルですので，ここからさらにさまざまなリーダーシップのパターン，その利点・欠点，自分の強み・弱み，得意・不得意などを分析して，自分独自のグローバルリーダーへの道筋を考えてみてください．

グローバルヘルスリーダーの育成

　グローバルヘルス分野で日本人のリーダーが少ないとの認識から，グローバルヘルス人材戦略センターがさまざまな活動を行っています．その一環で実施したセミナーの中で，前述の馬渕氏が示した「グローバルヘルスリーダー育成の3つの道」を紹介します（**図15**）．グローバルヘルスの専門性と国際組織でのリーダーシップ能力を高めながら，それらを兼ね備えたグローバルヘルスリーダーになるには3つのパターン（専門性先行型，グローバルヘルスたたき上げ型，国際リーダー経験先行型）があり，それぞれに加速装置，つまり，早くリーダーになるための方法があると説明しています．

　ドラッカーはリーダーシップとは先天的 born なものでなく，後天的 learned なもの，学習によって獲得できるものだともいっていますので，この「欧米スタイル」を身につけることも可能です．

　グローバルには「欧米スタイル」とはいいませんが，国連・国際機関では，このリーダーに必要な資質・特性を分析・整理して，各組織でリーダーシップ強化のためのさまざまな研修やプログラムを行っています．グローバルファン

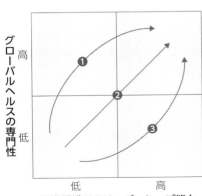

グローバルヘルスリーダー育成の3つの道	加速装置（例）
❶ 専門性先行型（例：厚生労働省，医師，博士，日本ヘルスケア企業）	・早く，長く，多く，海外，国際組織へ
❷ グローバルヘルスたたき上げ型（例：国際機関長期勤務）	・若いうちから選んで抜擢（日本ポジションも活用）
❸ 国際リーダー経験先行型（例：海外・外資企業マネジャーのキャリアシフト）	・シフトのハードルを下げる（段階的なシフトなど） ・「できる感」を醸成する（ロールモデルなど）

図15 グローバルヘルスリーダー育成の3つの道と加速装置

（馬渕俊介氏作成）

ドでも，幹部，部長，チーム長などさまざまなレベルのリーダーシップ養成を行い，それによってチームの士気やパフォーマンスが上がり，組織文化が高まっていくのが見えました．

ただし，リーダーシップの涵養には，やはり個人の意識と環境がとても重要です．特に，小さなチームをまとめる立場から，より大きなチームや複数のチームを統率，さらに幹部・トップマネジメントとして組織をリードする立場になるにつれて，リーダーに求められる要求が高まってきます．

「ポストが人を作る」といいますが，重要な役割や地位に就かなければ得られない経験や試練があり，それによって培われ鍛えられるコンピテンシーもあります．高い山に登った時，山麓と山腹と山頂では景色の見え方が違うように，就くポストによっても見える世界，得られる情報，直面する問題，与えられる責任も異なり，リーダーとしての自覚や意気込みも違ってきます．

コンピテンシーの獲得方法

グローバルヘルスで働くため，また，その中でリーダーになっていくために，さまざまな知識・技術・コンピテンシーが必要であることはわかりましたが，ではどうやってそれを獲得していけばいいのでしょうか？　「ポストが人を作る」ことは事実でも，重要なポストに就く前にコンピテンシーを培う方法はないのでしょうか．

まず，グローバルヘルスに関する基礎的な知識を得るには，大学院で学ぶのが手っ取り早い方法です．修士コースなら1〜2年，研修コースとして数ヵ月で学べるもの，働きながら学べるオンラインコースもあります．また，グローバルヘルスのさまざまな課題に関して，動画やオンラインセミナーなどさまざまな方法で学ぶことができます．

一方で，座学では学べないこと，より効果的に学べる方法もたくさんあります．

皆さんは，「70：20：10の法則」を聞いたことがあるでしょうか．経営人材開発にかかわる調査結果から生まれたもので，人の成長に役立つとされる要素は「70％が経験，20％が薫陶，10％が研修」というものです．

「経験」は，仕事や生活の中で，自分自身の思考や行動を通じて身につける知識や技術のこと．「薫陶」とは，周囲の人から受ける影響やアドバイスのこ

と，「研修」とは，短長期の研修・教育コースなどから得られる知識や技術のこと，です．いかに，毎日の生活・仕事の中からの経験が重要かがわかります．

　逆に，経験や薫陶を得ても学ばない人，成長しない人もいます．本人の学び・習得の意欲や姿勢の違いで，同じ経験をしていても，人によって習得度・成長度が大きく違います．

　自分が将来どんな仕事をしたいのか，そのためには今，何を学び，身につけるべきかを考え，意識しながら，毎日の生活，仕事の中で学べることをどんどん吸収していくことが大切です．単に「覚える」だけでなく，「なぜこうなるのか？」「本当にこれでいいのか？」「どうしたらよくなるのか？」など，自分の頭で考え，わからなかったら本や資料を読んだり，人に聞いたりする．そんな姿勢があるかないか，それを習慣にするかしないかで，将来の人間力は大きく異なり，人生は変わっていきます．

　また，尊敬できる上司のみならず，なんらかのコンピテンシーが優れている同僚，部下からも学べることはたくさんあります．仕事の上司でなくとも，自分が目指したい人がいたら，その考え方や行動をまねてみる，積極的に話を聞いてみる，相談してみるのもいいでしょう．

　同じ組織でなくとも，日本国内外に自分の目指したいロールモデルがいたら，積極的にその方の話を聴く，セミナーや講義・講演があれば聴きに行くといいでしょう．どんなに忙しそうな人でも，積極的に助言や教えを乞う人には時間を見つけてくれるはずです．「叩けよ，さらば開かれん」です．私もこれまで，若い方々から相談を受ければ，できるだけ時間を見つけて応えてきました．

　なかなか接触できない有名人（ビル・ゲイツ氏や故ポール・ファーマーなど）でも，彼らが書いた本や資料，また，動画などから，彼らの価値観・考え方・姿勢などを知ることでまねる，そして学べることが多くあります．逆に，尊敬できない上司などからは，反面教師として，何がまずいのか，どう改善すべきなのかを観察・分析しながら，そこから学ぶこともできます．そうすれば，日常的に多くの人から学ぶことができます．

　ドラッカーが2004年にハーバードビジネスレビューに投稿した記事では，成功するリーダーの共通点として次の8つの要素を挙げています．

　　①「何をなすべきか？」を自問している
　　②「何が組織にとって正しいか？」を自問している
　　③行動計画を立てている

④自分の決断に責任をもっている

⑤自分の発言に責任をもっている

⑥問題よりも機会にフォーカスを当てている

⑦会合をもつ場合は生産性のあるものにする

⑧「私」でなく「われわれ」と考え話しをする

　同じ職場で同じような仕事をしていても，リーダーとしてのコンピテンシーを獲得できる人とそうでない人がいるのは，個人のマインドセットや考え方，日々の行動の違いによるといわれます．逆に言うと，このような意識をもち，日々の仕事に生かし，それを習慣化することで，リーダーになる前から必要な要素を培うことができます．

才能よりもやり抜く力

　心理学者でペンシルバニア大学教授アンジェラ・リー・ダックワース氏は，「才能や IQ や学歴ではなく，個人のやり抜く力こそが，社会的に成功を収める最も重要な要素である」との研究結果を導き出しました．それを詳述した本『Grit: The Power of Passion and Perseverance 邦題：やり抜く力』は米国でベストセラーとなり，教育界や産業界などでも反響をよびました．この本で提唱されたのは，Guts 度胸，Resilience 復元力，Initiative 自発性，Tenacity 執念の4要素で，それぞれの頭文字を取って GRIT（グリット）とよばれています．困難なことにあえて立ち向かい（Guts），失敗しても諦めずに続け（Resilience），自分で目標を見据え（Initiative），最後まで執念をもってやり遂げる（Tenacity）というもので，これらは生まれもった才能・知能とは関係なく，後天性で，努力で培うことができるといいます．

　よい GRIT を構成する要素として，情熱，幸福感，目標設定，自制心，リスクを取ること，謙虚さ，粘り強さ，忍耐の8つがあり，これらを通じて自分の中に眠る大きな可能性に気づき，成長への希求がよび起こされるといいます．

　ではどのように GRIT を育てるのか．その本の中では6つ，①今より少し難しいことに挑戦する，②成功体験を積み上げる，③挑戦する事柄は変えてもよいとする，④ GRIT をもつ，もちたい人と行動をともにする，⑤ GRIT をもつ人をトップがたたえる，⑥短期だけでなく長期目標を視野に入れる，が紹介されています．この本にはさらに，GRIT を測るための「GRIT スケール」なども

記されているので，一読をお勧めします．

　この GRIT 自体は国際機関のコンピテンシーには含まれていないようですが，私から見るととても重要なコンピテンシーで，特に国際機関の幹部職の中には GRIT をもつ人が多くいるように感じます．

　これまで私が見てきた日本人の中には，国際機関に応募して数回通らなかっただけで諦めてしまう人がいますが，世界にはインターンでもコンサルタントでも何でもトライし，チャンスをつかんだら離さず，必死にしがみつき，駄目でもプラン B からプラン Z くらいまで考えて挑戦する人が少なくありません．特に，ニューヨークやジュネーブには，そこにある国際機関で職を見つけるまでは自国には帰らない，そんな思いで苦学をし，アルバイトをしながら次のチャンスを待ち，トライし続けて前進している人もいます．

　国際機関に入るのも難しいですが，期限付雇用も多く，自動的な昇進もない，また，NGO に入ったら，給与も少なく危険地での仕事も多い．そんな不安定な状態や将来が見えない状況に耐えられるだろうかと相談を受けることもあります．よい GRIT を構成する要素の 1 つが「リスクを取ること」ですが，安定志向の強い日本人にはなかなか難しいように見えます．

　しかし，これは実際にやってみないと，自分がどのように感じて，どのような反応をするかがわからないこともあります．コンサルタントや短期雇用で自分の好きな仕事を選び，国際機関を渡り歩きながら楽しんでいる人もいます．安定志向で日本の会社でコツコツ真面目に働いていたサラリーマンが NGO に入り，そこに自由な生き方を見つけ，紛争地域でのリスクの高い仕事に興奮とやりがいを覚えて邁進する人もいます．

　もちろん，GRIT だけでは前に進まないこともあります．特に，国連の P5（専門職の最高レベル）から D（管理職）レベル，また，幹部レベルへの昇進や抜擢は，ポストの数が限られているため，才能やコンピテンシーのみならず，運やタイミング，政治力などが影響することも少なくありません．高いレベルでのコンピテンシーを備え，強い GRIT をもつ人を差し置いて，そうでない人が管理職や幹部に昇進し抜擢されることも現実にはあります．

　また一方で，管理職や幹部になりたいとの野望が強いのに，なかなか昇進または抜擢されずにフラストレーションをためている人もいます．私から見ると，そんな人々の共通点は，よい GRIT を構成するための要素の中でも「幸福感」と「謙虚さ」の不足です．見かけ上 GRIT や突き抜けたコンピテンシーがあっ

ても，「自分は周りよりもずっと優秀なのに，なぜ昇進できないのか」との自尊心や不満感が結構強い人がいます.

それよりも，目の前の仕事に集中し，自分の昇進よりもチームメンバーの意識ややる気を高め，彼らの成長・昇進に力を注ぎながら，仕事や生活に満足し，幸福を感じているような人の方が，実は早く昇進し，幹部に抜擢されるようにも見えます. 生きる姿勢や考え方，マインドセットによって，運を味方にする人，逆に遠ざけてしまう人がいるようです.

ライフ面で活躍するコンピテンシー

以上述べたのは仕事上のコンピテンシーですが，グローバルヘルス分野で働く場合，海外で生活する機会も多く，そこで安全に，また，楽しく生活するためのコンピテンシー，ライフスキルやソーシャルスキルともいうべきものもあります.

低中所得国に初めて行く人にとって，治安は大丈夫か，水を飲んでおなかを壊さないか，まともな食事があるか，家族を連れて行けるか，子どもの教育はどうするか，などさまざまな不安が湧き起こるものです. 私も初めは不安というより，わからないことだらけでした. しかし，「案ずるより産むが易し」といいますが，実際に行動に移してみると難しいものではなく，多くの不安は解消するものです. 私の結論は，「人間がすでに生活している場所なら，どこでも生きていける」というものです. 私はインドの田舎町で井戸水やロウソクの光に頼っての1年間の留学をしたり，電気も水道もないブラジルのアマゾンの村に住んだり，ソマリアの岩石砂漠地帯で遊牧民と同じような生活をしたりしましたが，やってみると楽しいものですし，慣ればそれほどの不自由さを感じずに生活できます.

また，さまざまな自然災害の被災地，クーデターや爆発テロが頻発する国，内戦が継続中の国でも働きましたが，何のけがもなく，無事に生活し，ミッションを終えることができました.

これは，私はタフだから，運がいいから，というわけではありません. もちろん，汚いところ，不便なところは嫌い，危ないところも絶対嫌だ，という方にはお勧めしませんが，グローバルヘルスを志し，ある程度の危険，汚い，不便な状況は受け入れられるという人であれば，そのリスクを避けるための，ま

た，そんな環境下でも楽しく生活していくためのスキル，コンピテンシーというものがあります．

　以下に，私が大切だと思う生活上のコンピテンシーを5つ紹介しましょう．

A　リスク管理

　「備えあれば憂いなし」といいますが，どんな国，どんな状況の中で生活しても必ずリスクは伴います．最も安全な国の1つ日本で生活していても，交通事故によるけが人は毎日1,000人以上，死者も10人近くいて，事件に巻き込まれることだってあります．逆に，現地のさまざまなリスクをしっかり把握し，それを避ける，または最小限に抑える方法を知っていれば，それほどの不便や危険性を感じず，実際に大変なつらい目，危ない目に遭うことは少ないものです．

　たとえば，断水や停電，時には外出禁止令などを想定し，水や食料，ライト，ロウソクなどさまざまな物資の備蓄をしておく，夜はできるだけ出歩かない，危険な地域をできるだけ避ける，生水は飲まないといった基本的なものから，カージャックや強盗の避け方，もし遭ってしまった場合に命を守る方法などの高度なものまで，さまざまな生活上のリスク管理の方法，リスクと付き合う方法があります．

　途上国で仕事をする場合，多くの組織では，その危険度に応じた仕事上・生活上のリスク低減のための支援を行っています．たとえば，私が生活していたケニアのナイロビでは，家によく強盗が入るので，家を借りる際は，高い塀があるか，電子柵や警報が設置されているか，家の窓が鉄格子で守られているか，家の門と玄関と寝室と3つの関門を作り，頑強な鍵などでロックできるようにしてあるか，などをチェックします．さらに一日中警備を雇い，その費用は組織が負担してくれました．夜警がよく寝てしまうので，それを起こしに行くのもリスク管理の1つです（笑）．私の場合，夜警よりも飼っていた犬の方が，外部者を察知して頻繁に吠えていましたので役立ちました．また，生活上のリスク管理に関するさまざまなトレーニングが用意されていて，職員だけでなく家族も受けることができます．

　私自身が受けた最もハードで高度なトレーニングは，ソマリアでの任務に伴うさまざまなリスクを想定したもので，ケニア国内の軍用施設で3日間行われました．銃撃戦に巻き込まれた時，カージャックに遭った時，人質になった

時，地雷原に迷い込んだ時など，さまざまなシナリオを想定して，具体的な実地訓練をするのです．灼熱の太陽の下，多くの野生動物も棲息している，広大で荒涼としたフィールドで，どのようなシナリオが待っているかは知らされずに訓練が始まります．それぞれの役割が告げられ，これから車で任地へ行く，という設定だけで車を走らせると，途中で爆音が聞こえたり，武装兵にカージャックされたり，人質として目隠し・拉致されたりするのです．本気で胸ぐらをつかまれたり，背中を強く押されどつかれたり，暴れると殴られることもあり，参加者の中には泣き叫ぶ人，トラウマになる人も出るほどです．これによって，過酷な状況下で働けるか，適性もある程度わかるようです．このようなハードなトレーニングを受け，現場経験も積んでいくと，現地でのリスクの感受性や敏捷度は高まり，その回避・低減方法を体に染みつけることができます．

　危険地域には家族同伴では行けないのですが，同伴で行ける国であれば，家族も危機管理には次第に長けていき，慣れてくると不便や不都合もあまり感じなくなるようです．もちろん個人によって異なりますが，仕事で来た本人よりも，パートナーの方が現地に慣れ，危機管理に長けていくことも少なくありません．

B　ポジティブ思考

　海外で生活する日本人の中には，食事がまずい，衛生状態が悪い，人が信用できない，などと常に文句を言っている人がいる一方で，こんな食べ物があった，こんなことがあった，こんな人がいたと面白がり，毎日を楽しんでいる人もいます．コップに水が半分入っていた時，これしかないと不満を言う人と，こんなにあると喜ぶ人．このようなマインドセットの違いによって，その人の生活の満足度が異なるだけでなく，つかむチャンスや人の成長も大きく変わり，人生自体が大きく違っていくことが多々あるようです．

　途上国で災厄に出遭った時，一時的に嘆いたり悲しんだりしながらも，すぐに立ち直り，「ああ～車を盗られただけでよかった」「命が助かってよかった」，中には「盗られたお金が貧しい人の生活に役立つならいいじゃない」などという超ポジティブな人もいます．私のパートナーがそうでした．このポジティブ思考，楽観主義は，世界のどこで生活する上でも大切ですが，特に，低中所得国で生活するとその威力を発揮します．

　初めからポジティブでなくとも，海外で生活しているうちに次第に変わって

いく人もいます．何不自由ない生活をしていると気づかないものですが，貧困や不条理に満ちた国に身を置いて，不自由な生活をしていると，水や電気の貴重さ，食事を食べられることの有難さ，愛し愛される人がいることの喜びを改めて感じることがあるからです．先ほどのコップの水の話も，半分どころかわずかしか入っていなくとも，安全に飲める水が不足する国に生活していると，その水の大切さ，有り難さが身に染みてわかるようになります．また，思うようにいかないこと，驚いたり，笑ってしまうようなことをたくさん経験していくうちに，まあ，なるようになるさ，と小さなことを気にしなくなる人も多くいます．人生の苦難への免疫ができ，人生を達観視できるようになる人もいます．

C 好奇心と探求心

　それらをもつことで，現地の生活がとても楽しくなります．人々はどんな暮らしをしているのだろう，食べものはどんなだろう，ローカルの酒ってどんな風に作るんだろう，ちょっと飲んでみよう，どんな歌や踊りがあるんだろう，踊ってみよう，ローカルな楽器を習ってみようかな，などなど．

　私は学生時代から好奇心が旺盛だったので，世界の人々がどんな暮らしをして，どんな健康問題を抱えているのか，自分の目で見て感じたくて，アジアのスラム街からアフリカの難民キャンプ，中米のジャングルの奥地まで，世界中を回りました．以前，ある学生から「國井先生は人道主義者ですか，旅人ですか？」という質問を受けて答えに迷ったことがあります．今質問を受ければ，間違いなく「旅人」と答えるでしょう．若い頃はシュバイツァーやマザーテレサを目指していましたが，最終的に私は彼らの足元にも及ばず，自分を「人道主義者」とはとても呼べません．

　ただし，人道主義を「人間の尊厳を至上のものとし，人間愛に基づいて，人種，民族，国籍の別にかかわりなく，人類の福祉を増進することをめざす立場」と定義するならば，「人間の尊厳を追い求めたい」そして「人類の福祉を増進したい」との探求心は旺盛でした．

　極度の貧困，大災害，紛争などの中で生きる人々はどのような生活をしているのだろうか，そこでどのように生き抜き，苦しみ，死に直面してどのように感じるのだろうか．神がいるなら，どうしてそのような人々を生んでしまっているのだろうか，もしかすると，そういった生と死の狭間で生きている人たちの中に，赤裸々な人間の姿が見えるかもしれない．神の存在を知ることができ

るかもしれない．自分の力でそのような人々を多く救うことができるだろうか．無理だとしてもそんな仕事にかかわれたら，どんなにすてきだろう．日本で医者やってるより，絶対にやり甲斐があるだろうなあ．瀕死の子どもが助かって元気になったら，お母さんたち喜ぶだろうなあ．その子が笑って手を振って家に帰る姿見たら，医者やっててよかったなって絶対思うだろうなあ．やっぱ行こう，アフリカ行こう．誰がなんと言ったって，親が止めても，彼女なんてできなくっても，アフリカ行こう．

　私は医学生時代，こんな好奇心や探求心にあふれていました．人道主義などという高邁な思想があったわけでなく，旅人のような好奇心や探求心に動かされていたような気がします．今でも知らない世界が多く，旅人としての好奇心や探究心が尽きないようです．

　皆さんもそれらの芽があるなら，それを摘まないで大いに育ててください．特に海外で生活する際には，大きな力になっていきます．

D コミュニケーション

　これは先述のとおり，仕事面でとても重要ですが，生活面でも大事な要素です．せっかく海外に住んでいるのに現地の人々と交流しない人，休日も自宅に引きこもる人がいます．もちろん，それでも生活がやっていける，また，楽しい人はそれでよいのですが，積極的に現地の人や外国人とコミュニケーションを取ることで，得られる情報・知恵，広がるネットワーク，人生の楽しみ，喜びはたくさんあります．苦しい状況，過酷な環境にあればあるほど，そのようなネットワークはとても重要で，さまざまなリスクの回避，精神の安定，生活の潤いを与えてくれます．私も苦しい時に助け合い，励まし合った友人知人が世界にたくさんいて，一生の友といえる人もいます．また，その時の思い出は一生の宝ともいえます．そんなコミュニケーションやネットワークを通じて，一生のパートナーを見つけた人も少なくありません．日本の中にいる時よりも，海外にいる時の方が自分と考え方や価値観が似ているパートナーを見つける可能性が高いかもしれません．それにしてもコミュニケーションが重要な要素であることは皆さんもご存じのとおりです．

E 自分のウェルビーイングを維持すること

　最近，世界でこの概念が注目されているので，聞いたことのある人もいると

思います．直訳すれば「ウェルビーイング well-being」とは「よい well 状態 being」です．「毎日，希望をもって，イキイキした状態」ともいえます．

WHO は「健康とは，肉体的，精神的，社会的に完全な良好な状態（well-being）で，単に疾病または病弱の存在しないことではない」と定義しています．しかし，身体の健康状態がよくても「ウェルビーイング」の状態にない人もいれば，病気をもっていても「ウェルビーイング」を保つことができる人もいます．Well-being を幸福と訳すこともありますが，"happiness" はあくまでも感情的で一瞬しか続かない幸せ，他方 'well-being' は持続する幸せで，世界の「幸福学」という学問領域の論文でも，happiness より well-being の方が使われているようです．

開発途上の不便な場所，時に紛争国のような過酷な場所，そんな中で「毎日，希望をもって，イキイキした状態」「持続する幸福感」を得ることができるのでしょうか．

はい，できます．私自身そうでしたし，そういった人をたくさん見てきました．この「ウェルビーイング」とはどんなものか，どうすれば得られるのか，維持できるのかを知りたい人は，科学的データを基に書かれた前野隆司著『幸せのメカニズム　実践・幸福学入門』（講談社現代新書）をお勧めします．

その中に記された中で，1 つだけ重要なポイントを紹介します．「ウェルビーイング」を維持するための 4 つの因子です．それは，「自己実現と成長」「つながりと感謝」「前向きと楽観」「独立とマイペース」で，これら 4 つをどれも満たした人が幸せを持続できる人だそうです．その観点からは，グローバルヘルスに従事するわれわれは，「ウェルビーイング」を得やすい立場，環境にあるかもしれません．

というのも，日本を離れ，わざわざきつい，汚い，危険な場所で働こうとする人々は，すでに「自己実現と成長」の途上にいるともいえます．親や友人から遠く離れ，それらの人々との「つながり」の大切さを改めて感じやすく，また，離れているからこそ，その絆を保ち，強めようとの努力を始める人もいます．そして，感謝の気持ちがいっそう強くなることもあります．「前向きと楽観」については，ポジティブ思考（p.130）でとても重要なコンピテンシーとして説明しましたが，グローバルヘルスを志す人はすでにもっているか，海外で生活する中で次第に体得する人を多く見かけます．「独立とマイペース」も，グローバルヘルスを志す人は独立心が強く，マイペースで，独自の考えや行動

に対して，周りがなんと言おうと平気という人が多い傾向にあります．

　もしこれらの4因子が自分に欠けていても，自分が「毎日，希望をもって，イキイキした状態」であるならば気にする必要はありません．

　さらに，食事，睡眠，運動は，健康やウェルビーイングを創生・維持する上でとても大切なので十分に留意してください．加えて，心の健康，メンタルヘルスを整えることは，特に過酷な環境では重要です．私は学生時代にインドでヨガの修行をして以来，途中さぼった時期もありますが，ほぼ継続して実践してきました．アーサナ，プラナーヤマ，ディャーナのセットで時間のある時には1時間以上集中します．瞑想については，より科学的に証明され，容易に習得できる「マインドフルネス」もありますので，ぜひやってみてください．ウェルビーイングを維持し，メンタルの強靱性，レジリエンスを強化するのにとても役立ちます．

キャリアパス・ライフデザインの作り方

　本章では，グローバルヘルス分野で働くために，どのようなキャリアパスを作ったらよいのか，その基本的な考え方や重要な要素についてお話しします．

　本題に入る前に，5 つの質問に答えてください．皆さんがキャリアパスを考える上で，また，自分を知る上で重要なステップです．

質問 1　人生 80 年として，今後のライフプランを立ててください．

　いきなりヘビーな質問が来ましたね．人生 100 年時代といわれますが，ここでは人生を 80 年に設定して，これからの人生，自分がこうしたい，こうありたいと思う姿を，ワーク（仕事）とライフ（私生活）に分けて，できるだけ具体的に書き出してください．実現可能性は考えず，自分の希望・夢でもいいです．あなたが今 50 歳以上でも，80 歳までにはまだ 20〜30 年あります．それをどう過ごしたいか，考えてみてください．

　仕事については，何歳の頃に，どこでどんな仕事をどのようにしたいか．生活については，何歳頃に，どんなプライベートライフを過ごしていたいか．いつ結婚したい，したくない，子どもが欲しい，なら何人くらい，いつ欲しいか，趣味があれば，たとえば，何歳頃にエベレストに登頂したい，ダイブマスターを取りたいなど，できるだけ具体的に思い描いて，書き出してください．人に見せる必要はないので，恥ずかしがらずに，思ったことを書いてくださいね．書くことがなくなった時点でやめてください．3 分以内に書き終えても，10 分以上書き続けても結構です．無理に書き続ける必要はありません．

質問 2　あなたは何が得意ですか？

　この質問は自分が普通の人よりよくできる，人から褒められる，苦労せずにうまく進んでしまうこと，そんなことを紙に書き出してください．人から言われたことでも，自分自身が思っていることでも結構です．

質問 3　あなたは何をやりたいですか？　何が好きですか？

　現在または将来，どんなことをやりたいか．それがわからない場合，これまでにどんなことをしている時に楽しい，幸せと感じたか，やりがいや喜びを感

じたか，やっていて夢中になる，苦痛と感じない，時間を忘れてしまっていたか，そんなことを自由に書き出してください．

質問2と3が同じ人もいると思いますが，中には得意だけど好きでない，好きだけど得意でないというのもあると思います．それらを書いてみてください．

質問4　あなたはどのようなことをやっている時に意義や価値を感じますか？あなたの夢，人生の目的・目標は何ですか？

これも難しい質問かもしれませんね．いまさら何？　と思うかもしれません．でも，あなたが何歳であっても，18歳未満でも，60歳を過ぎていたとしても，ぜひ考えてみてください．ぼやっとしたものでもあれば言語化して，また，まったくないという人もこれを機会に考えてみてください．

質問5　あなたはこれまで，どのような人生の大きな節目や岐路がありましたか．その時，何を基準に，またはどんなことを考えて，その道を選びましたか？　それに対して，満足や後悔をしていますか？　もう一度，その時に戻ったとしたら，どのような判断をしたいですか？

人生の節目・岐路とは，大学受験でも，就職・転職でも，結婚でもなんでも結構です．たくさんある方は3つ選んで，それぞれについて振り返り，自分の思いのままを書き出してください．

さて，以上5つの質問に答えられましたか？　ではキャリアパスについて，一緒に考えていきましょう．

キャリアパスとライフデザイン

「キャリアパスを作る」といいますが，その「キャリア」とは何でしょう？

英語ではcareerと書き，日本語では経歴，履歴，生涯と訳されますが，carrier（運搬人，運送するもの）と似ていますね．この2つの単語の語源は，ともにラテン語の'carrus'（荷車）で，大切なものを運ぶという意味では同じです．

「キャリア」には，仕事，就職，出世などのイメージがありますが，突き詰めると「働くことにかかわる長期的・継続的なプロセス」であり，「働くことにまつわる生き方」ともいえます．長い人生の中で，どのように働き，生きて

いくのか，その道 path を選んで作っていく，時にはあまり人が歩かないような道を切り開いていく．それが「キャリアパス」です．

　キャリアパスでは「仕事」を優先的に考えることが多いですが，グローバルヘルスを生業とする場合，海外赴任もあり，治安や教育事情の悪い国で生活することもあります．結婚や子育てなどの私生活を無視してキャリアを考えることは難しいものです．

　また，今後はリンダ・グラットン氏らの著書『LIFE SHIFT － 100 年時代の人生戦略』が示すとおり，人生 100 年時代に突入し，旧来の「教育→仕事→引退」の 3 ステージから変化しつつあります．多様なステージの中で，新しい人生の節目や転機が訪れ，新たな価値観で仕事や生活を考えていく必要があるかもしれません．

　したがって，グローバルヘルスを志す皆さん，従事している皆さんには，仕事を中心とした「キャリアパス」でなく，仕事も生活も含めて人生全体を考える「ライフデザイン」を作っていかれることをお勧めします．

人生 80 年計画

　まず，皆さんは先ほどお聞きした質問 1「人生 80 年」をどれほど具体的に描くことができたでしょうか．

　実は私も 29 歳の時，人生 80 年計画を作ったことがあります．当時，私は栃木県奥日光の山村でへき地医療に従事していました．診療所の待合室は「畑がサルに荒らされた」など，山村ならではの会話が飛び交い，患者さんは清流で獲れたイワナやヤマメ，時にはサンショウウオ，山で捕獲したシカやクマの肉をもってきてくれました．

　そんな中でも，私は将来途上国で働きたいと思っていましたので，同じ志をもつ友人たちを近くの温泉宿に集めて，2 泊 3 日の合宿をしました．講師として，JICA や UNHCR，WHO などで活躍された先輩医師 2 人とその奥様を招き，彼らが歩んだキャリアを含む人生について語っていただき，われわれが抱える疑問・悩みに答えてもらい，個々に人生 80 年のライフデザインを描く．そんな自主企画でした．

　大学院留学は必須か，するならいつがいいか，どんな国でどんな仕事をしたいか，結婚はいつ頃がいいか，途上国での子育て，教育で気をつけるべきこと

は何か，老いる親の介護が始まった場合，仕事をどうするか，などなど．おそらく読者の皆さんももたれているような疑問を講師に投げかけながら，自分たちの人生設計を作ってみました．

この時，参加者には既婚も未婚もいましたが，できるだけパートナーを連れてきてもらい，彼らの思いや懸念も，講師とその奥様に聞いていただき，助言をもらいました．温泉に入り，山菜をいただきながら，多くの気づきや学びのあった3日間でした．

あれから約30年．時が経つのは早いものですが，この時の仲間は，その後NGOやJICA，WHOなどで働いたり，大学の教員や開業をしたり，さまざまです．この合宿で描いたライフデザインとかなり重なった人も，まったく異なるものになった人もいますが，それぞれ人生を楽しんできたようです．

私自身について言えば，その時の計画どおりにいったものは，米国留学とアフリカで働くこと（これは最も重要なことでしたが）くらいです．計画になかったことは，霞が関，長崎，ニューヨーク，ジュネーブで働くことで，特に外務省で働くことなど考えもしませんでした．

皆さんも質問1に答えながら感じたと思いますが，長期計画を作ることはとても難しいものです．将来は予測不可能で，特に現代社会はVUCA（volatility, uncertainty, complexity, ambiguity），すなわち，変動性，不確実性，複雑性，曖昧性の高い時代といわれています．2045年には「シンギュラリティ（技術的特異点）」が訪れ，人工知能が人間を越え，人間が想像，また，創造できる以上の世界が待っているかもしれません．人類が経験したことのないようなスピードで時代が進む中，限られた自分の過去の経験や知識，現在の世界の状況などを基に，自分の将来を長期計画することは困難です．

しかも，偶然との出会い「セレンディピティserendipity」が人生を左右するともいいます．セレンディピティとよばなくとも，人生にはさまざまな出来事，人との出会いがあり，人生は自らの計画や意図よりも，それらに影響を受けることも多いようです．

私が国立国際医療センターや外務省で働いたのも，東京大学や長崎大学で教職に就いたのも，自らの意思ではなく，先達・知人からのお誘いでした．ミャンマーやソマリアへの赴任は自分の強い希望で応募しましたが，ニューヨークやジュネーブのポストは知人からの勧めで応募しました．彼らからの誘いや勧めがなければ，その道をたどることはなかったと思います．

スタンフォード大学教授のクランボルツらの研究によると，個人のキャリアの8割は予想もしない偶然によって決定されるといわれ，「計画された偶然性 planned happenstance」ともよばれています．もし本当に偶然によって人生が決定されるなら，自分でライフデザインする意味はあるのでしょうか．

　クランボルツによると，この偶然を計画的に味方につけることができるそうです．セレンディピティも，単なる「偶然との出会い」ではなく，「偶然を味方につける能力」ともいわれています．偶然を味方につけ，よりポジティブな偶然が起きるような行動を取る．これがライフデザインを考える上で重要で，それによって自分が思い描いたライフデザインよりも面白い，エキサイティングな人生を創造することができるかもしれません．

　クランボルツが説く「偶然を計画的に味方につける方法」，気になりますね．簡単にまとめると，次の5つの行動指針をもつことです．

①好奇心：興味・関心のある分野だけでなく，普段からアンテナを鋭敏にして，視野を広げよう，新たな学びを得よう，新しいことに挑戦しようと模索する．

②持続性：困難を避けたり苦手意識をもったりせず，失敗しても諦めずに向き合い，努力し続ける．

③柔軟性：こだわりや理想にとらわれず，環境や状況の変化に応じて自分の考え・態度・行動を変えていく．

④楽観性：失敗や困難もポジティブにとらえ，何が起きてもよい方向に進むと信じる．

⑤冒険心：不確実性の高い環境の中でも，失敗をおそれずリスクを引き受ける覚悟で行動する．

　なんとなく聞いた覚えがありますね．そう，前述した「GRIT」や「ウェルビーイング」，また，「海外生活を充実させるためのコンピテンシー」に通じるものがあります．これらの行動指針は，世界のいわゆる「成功者」とよばれる人々が，その成功の要因としてよく口にするもので，ビル・ゲイツ氏も似たようなことを述べています．簡単なことに思えますが，これらが体に染みついて行動している人は必ずしも多くないかもしれません．また，これらを生来もっている人もいるでしょうが，多くは人生の中で失敗や苦労をしながら得ている，または実践しているようです．

「偶然を計画的に味方につける」などというと魔法のように感じてしまいますが，考えてみると自然なことのようにも思えますね．これら①～⑤のような行動パターンの人がいたら，皆さんどう思いますか？　何かいい仕事があったら紹介したい，一緒に仕事がしたい，と思いませんか？　また，このような行動パターンの人は，果敢に行動して，リスクもチャンスと思ってつかみにいくので，運も巡ってくるのかもしれません．

　グローバルヘルスでは，世界を舞台に，命という深遠なテーマに取り組み，その人生の途上には自分が予測も想像もできないようなさまざまな偶然やチャンスが待っていることがあります．それらをリスクと思って避けるのか，見過ごしてしまうか，積極的につかんでいくのか．これは皆さん次第といえます．

　ではどのようにライフデザインをしていったらいいのでしょう．次に説明したいと思います．

ライフデザイン

「人生で最も後悔したことは何ですか？」

　この質問をコーネル大学の研究者が 1,500 人の高齢者に投げかけたところ，どんな回答が返ってきたと思いますか？

　最も多かったのが，「なんでもっとよい仕事を探さなかったのだろう」「あんな職場はすぐに辞めるべきだった」「働きすぎてプライベートをなくした」などキャリア選択への未練の言葉だったといいます．それほどまでに，キャリア選びは人生の幸福度を左右するのですね．

　人生は旅，また，航海にたとえられます．先述のとおり，80 年計画を作っても，旅の途中でさまざまな出来事に遭遇して，良くも悪くも方向性が変わることはありますし，航海途中の潮の流れや天候のように，自分ではどうしようもない環境や力によって，計画どおりに進むことは難しいものです．

　では，何も計画する必要がないのか，先述のような，偶然を味方につける行動指針をもつだけでいいのか，というとそうではなさそうです．

A　人生の節目とドリフト

　『働くひとのためのキャリア・デザイン』（金井壽宏著，PHP 新書）は，デザインするのは人生の「節目」だけでよく，あとはドリフト（漂流）すればよい

と教えています．人生の重要な節目に直面した時には，過去を振り返りながら，将来を構想することが必要．それ以外は，自然に身を任せ，自分の予想しない偶然との出会いを楽しみ，その偶然を味方につける．自然には自然の力があり，それに身を任せることから生まれる推進力や意外な力もある．この本はそんなことを伝えています．

　ただし，この節目のデザイン，また，ドリフトをする上で重要なのが，「人生のコンパス」「羅針盤」だといいます．人生の航海を始める時，また，その後に急な潮流や悪天候などで針路を外れた時，自分のコンパスがあれば進む方向性を見定め，調整・修正することができるというわけです．

　長い人生の中では，就職・転職，昇進・昇格・リストラ，海外赴任，結婚・離婚，子どもの誕生，家族の死など，生活面・仕事面でのさまざまな節目，転機や危機などともよばれるものにも遭遇します．それら全てを予測して事前にデザイン・計画することは無理ですが，実際に節目・転機・危機に出会い，どちらか，または複数の選択を迫られたり，行先や方向性を見失ったりした時，自分のコンパスをもっていれば，現在地・立ち位置を確認し，今後の行先や方向性を再確認しながら，それらを選ぶこと，また，前進することができます．

　では，この人生のコンパスとはどのようなものなのでしょうか．次に考えてみましょう．

B 人生のコンパス

　まずは前出の質問2「あなたは何が得意か」，質問3「何をやりたいか，好きか」，質問4「何に意味や価値を感じるか，夢，人生の目的・目標は何か」に対するご自分の答えを見てください．

　これら3つの質問は，実は米国マサチューセッツ工科大学（MIT）教授で組織経営やキャリアの研究をしていたエドガー・H・シャイン氏が提唱したものです．これらは「仕事において何を最も大切にするか」を考える上で重要な問いで，シャインはこれらを「キャリア・アンカー career anchor」と呼んでいます．

　「anchor」とは「船の錨（いかり）」で，それがしっかりと海底に下りていれば船は安定してとどまることができるように，個人が自らのキャリアを形成する際に最も大切で，ほかに譲ることのできないもの，また，周囲が変化しても，自己の内面で不動なもののことをいいます．3つの質問は，動機（何をや

りたいか，好きか；Want/Will），コンピタンス（何が得意か，できるか；Can），価値観（何に意味や価値を感じるか；Must/Should）の3要素から成り立っています．これらの自分のアンカーを認識することで，仕事や人生に求めているものを自覚し，納得のいく働き方や生き方を選びやすくなる，また，人生の節目や迷子になった時のコンパスとして用いることができるというものです．

　このキャリア・アンカーは，キャリアプラニングやビジネスの世界で「Will-Can-Must」のフレームワークとしても応用されています．自らの「やりたいこと Will」「やれること Can」「やるべきこと Must」をかけ合わせ，3つが重なる部分の仕事をすることで，モチベーションを維持して，個人が力を発揮でき，成果を出しやすくなるというもので，キャリアコンサルタントの本田勝裕氏はこの重なる部分を「自分エンジン」とよび，これを見つけることの重要性を説いています．

　ただし，初めからこの3つがクリアで，自分エンジンを見つけることができる人はまれなようで，やりたいことが見つからない，やれることがない，やるべきことがわからない，という人が少なくないと思います．

　私自身も，やりたいことはあるのですが自分の実力がなくてできない，やるべきことはあるのですが，それがたくさんありすぎてフォーカスが当てられない，などという時期もありました．

　そのような人には，『科学的な適職 4021 の研究データが導き出す，最高の職業の選び方』（鈴木祐著，クロスメディア・パブリッシング）の一読をお勧めします．これは約 10 万本の科学論文を読み，600 人以上の専門家にインタビューをしてきた著者が，キャリア選択において適職を選ぶ際のポイントを紹介した本で，「仕事の幸福度を決める 7 つの徳目」や逆に「仕事選びの 7 つの大罪」などが紹介されています．

　その中で，「自分のモチベーションタイプに合っているか？（焦点）」「なすべきことやビジョン，評価軸はハッキリしているか？（明確）」「どれだけ世の中の役に立つか？（貢献）」は，仕事の幸福度を決める因子となっていますが，「好きを仕事にする」「適性に合った仕事を求める」は逆に「仕事選びの大罪」，また，「定番のミス」としています．

　ここで「好きを仕事にする」が仕事選びの大罪というのは，シャイン氏の提言に反するように見えますね．「科学的な適職」では，具体的な研究結果を紹

介して「好きを仕事にする」ことが必ずしも幸福度の高さなど，よい結果につながるわけではないことを示し，その理由として，好きを仕事にすると理想が高いために社会の現実の中で心が折れてしまう傾向がある，初めは好きでなくとも「仕事とはこういうものだ」と割り切って乗り切ることでスキルが伸びて楽しくなり，モチベーションが上がり，最終的に仕事が好きになる，「好きだから仕事にする」よりも「やっているうちに好きになる」方が幸福度が高くなる，などと結論づけています．

　好きを仕事にすべきと言ったアップルの創業者スティーブ・ジョブズも，実は若い頃に好きだったのはスピリチュアル系で，テクノロジーの世界に足を踏み入れたのは偶然だったといいます．仕事に打ち込むうちに仕事が好きになったともいわれています．

　また，ある研究結果では，天職といえるものをもっている人の中で，最初から自分の仕事を天職と考えている人，人生の目的を決めていた人は少なく，何となく仕事を始めたが，努力しているうちに情熱が高まり，天職に変わった，また，天職を得たのはほとんどが偶然の産物だったという人が多かったことが示されています．

　ではどうすればいいのでしょうか．私のアドバイスは，すでに好きなこと，やりたいこと，情熱を注ぎたいことがある人は，可能であればそれを仕事にしたり，それに取り組んだりすればいい．しかし，それを仕事にしたりできなくとも，また，それほど好きでないことをせざるを得ない，やりたいことがない，情熱がないという場合でも，やっているうちに楽しくなりやる気が湧いてくる，好きになってくることもある，ということです．

　初めはやりたいことがなく，情熱を傾けることがなくとも，次第に見つかってくる，パッションが生まれてくるプロセスを，心理学では「グロウス・パッション growth passion」と呼んでいます．好きなことがない，見つからない，何に情熱をもてばよいかわからない，という人も心配しないでください．仕事や何かの活動をしているうちに少しずつ見えてくることがあります．ただし，考えてばかりいないで，まずは行動してみることです．

　また，やりたいことや好きなこと，情熱の方向性が変わってくることもあります．前出の growth passion に対して，私は evolving passion と名づけたいと思います．すなわち，やりたいことや好きなこと，情熱が変化または進化していくというものです．

私も，初めは医師として患者個人個人を診ることが好きで，それに情熱を注いでいましたが，途上国で活動するうちに，より多くの人を助けるには治療よりも病気の予防や集団への介入が大切と感じて，パブリックヘルスに関心や情熱が移り，さらに人材育成や研究へのパッションが高まって大学教員となり，援助政策や戦略作りの大切さを知って，外務省やユニセフ本部，また，グローバルファンドへと移り，今はより多くの人を救える，また，将来のパンデミックに備えた新薬の研究開発に情熱を注いでいます．「Will-Can-Must」のキャリア・アンカーは不動のものではなく，特に「やりたいこと」や「やれること」は自分の成長に応じて，変化・進化していくことを確信しました．

　人生のコンパスとして注目すべきは，実は３つ目の質問，何に意味や価値を感じるか，夢，人生の目的・目標は何か，自分のやるべきことは何か Must です．人生の節目においてこの質問を自分に投げ掛け，自分の中の答えが羅針盤になることが多いようなのです．

　先述の『LIFE SHIFT － 100 年時代の人生戦略』では，今後 100 年以上生きる時代が到来して新しい人生の節目や転機が出現すると，選択肢が多様化し，新たな価値観が出てくるので，「自分は何を大切に生きているのか」「何を人生の土台にしたいのか」など自分を知ることがとても大切になってくるといいます．「何が正しいライフデザインなのか」に対する正解はないのですが，「自分がどのような人間か」「何を大切に生きているのか」「何のために生きているのか」を知ると，自分として満足できる人生を作るための道筋が見え，人生の節目での選択基準が明確になることもあるのです．

　とはいいながら，実は私は今でもその答えがわかっていません．若い時から「自分は何のために生きるのか」「人生の目的は何か」「生きるとはどういうことか」を問い続け，哲学書や宗教書を読み漁り，写経をし，教会に通い，洗礼を受け，瞑想をして，答えを探してきました．結局今でも，答えは出ず，問い続けています．

　ただし，問い続けていると，人生の節目において，「これは自分が生きる道ではないな」「大切にしたい価値ではないな」というのははっきり見えてきます．これが自分にとってはコンパスとなり，世間体のいい，一般には優れた，または格好よく見える選択肢でも捨てる勇気が出てくるのです．

　周りからどのようにみられようとも，自分なりの価値や意義を見いだしながら仕事をし，人生を歩んでいる人は幸せです．同じ仕事をしても，強いモチベ

ーションをもち，満足感をもって生きることもできます．

　これに関連して，ピーター・ドラッカーは，以下のようなたとえ話をしています．

　ある建築現場で，三人の石工が何をしているのかを聞かれた．一人目の男は「これで食べている」と答え，二人目は手を休めずに「腕のいい石工の仕事をしている」と答えたが，三人目は目を輝かせて，「国で一番の教会を建てているんだ」と答えた．

　同じ活動・仕事をしていても，ただ生活のためにやっている人，やらされている人，そこにやりがいや価値を感じている人，夢を描いている人，いろいろいます．私もいろいろな場所で，さまざまな人々と出会い，活動をともにしてきましたが，人の考え方，マインドセット，価値観というものはとても大切で，その違いで人生は大きく変わり，同じ活動・仕事をしていても，そこで得る経験やスキル，人間的成長は異なり，そこから得られる喜びや満足，幸福感にも大きな違いが出てくるようです．

　ところで読者の皆さんは，前出の質問4にうまく答えられたでしょうか？人生のコンパスとして重要でありながら，これらをじっくり考え，言語化している人はあまり多くないかもしれません．これを機会により明確にして，言葉にしてみてはいかがでしょうか．

　さらに，仕事観・人生観・世界観についても考えてみるとよいでしょう．以下に，それらを明確化・言語化する助けとなりそうな質問を記しておきます．

①仕事観
　・あなたはなぜ仕事をするのか？
　・あなたにとって仕事の意味は何か？
　・あなたにとって価値ある仕事，満足できる仕事とは何か？

②人生観
　・あなたはなぜここにいるのか？
　・あなたの人生の意味・目的は何か？
　・あなたにとって幸せとは？

③世界観
　・あなたと家族，国家，世界との関係は？
　・あなたにとって地球とは？
　・どのような世界になってほしいか？

さらに，④グローバルヘルス観についても答えてみてください．

　・あなたはなぜグローバルヘルス分野で働きたいのか？

　・グローバルヘルスで働く意義や価値は何か？

　・グローバルヘルスでの学びや仕事を通じて，何を得たいのか？

　これらの質問には正解はありませんし，全てにしっかり答えられる人も少ないかもしれません．私も全てに明確な答えをもっているわけではありません．大切なのは，自問自答し続け，自分の考え方，価値観など自分自身を知ることです．

　ただし，年齢とともに，また，人生の経験が増えるにつれて，自分の考え方や価値観が変化していく人もいます．これらが変わってしまっては人生の羅針盤として使えないのでは，と思う人もいるかもしれません．しかし，人生のコンパスは，完璧で一生使えるものでなくてよいようです．使いながらバージョンアップさせて進化させ，長い航海の時々にベストのものを活用すればいいのです．節目以外の時期には，流されてドリフトしながら仕事・人生・世界を楽しみ，その観察や洞察を深め，自分の羅針盤を進化させる．そして次の節目に出会った時に，それを使って，より適切な航路を選択すればいいのです．

　特にグローバルヘルス分野で働いていると，日本では見たり経験したりできないような，人間の生と死，飢えや貧困，偏見や差別，さらに地球環境や気候変動による問題などに触れて，この観察と洞察を深めることができます．自分の考え方，価値観，人生観，世界観に大きく影響し，それを深めることができる機会が多くあります．

　また，日本では見ることができないような大自然を前に，言葉を失うこともあります．宇宙飛行士の中には，美しい地球の姿を見ることでかけがえのない地球を守る必要性を感じ，自分もまた地球の一部として存在することを再確認して，「地球環境の保護」に開眼する人が多いそうで，そのような心理現象を「概観効果 overview effect」と呼んでいます．

　スペースシャトルには乗ったことはありませんが，私も頻繁に飛行機やセスナに乗り，ツンドラ，サハラ砂漠，アラビア半島，アマゾン，カリブ海や太平洋の島々を望み，地球の美しさ，神秘さ，多様性にまさに畏敬を感じました．それらの場所を実際に自分の足で歩き，その地に住む人々やその生活に触れ，彼らの生き死にを見ました．命が生まれる瞬間，そして奪われる瞬間に立ち会い，人々が助け合う場所，そして殺し合う場所にも居合わせました．イルカの

大群が舞う大海原，深い森の中でサファイアのように輝く湖，アーモンドの花々で彩られた大地．そんな美しい自然がプラスチックゴミ，重油，農薬などにまみれた姿も目の当たりにしました．かつてはどこまでも透き通る青空に，灼熱の太陽が浮かんでいた街が汚染され，太陽はおろか，隣のビルまで見えなくなっているのに嘆き悲しんだこともあります．

　このように，グローバルヘルスに従事していると，現場の状況や人々の苦しみを知った上で，飛行機から世界を概観するので，宇宙飛行士とはまた違った形の概観効果，パラダイムシフトが起こることがあります．自分の価値観，人生観，世界観，さらに地球観が変わっていくこともありますし，育てていくこともできます．

自分のポジショニング

　ライフデザインを作る上で，人生のコンパスをもつ重要性を説明しましたが，自分が航海している海，旅している世界はどれほどの広さなのか，そこにどんなものがあるのか，そして自分は今どこにいるのか，といった全体像と自分の位置をある程度理解しておく必要があります．

　ただし，自分のコンパスをもつ以上に，その地図の全体像を把握するのは容易ではないかもしれません．「井の中の蛙，大海を知らず」といいますが，人は誰でも自分が住んだことのある場所，働いたことのある環境以外のところをある程度想像はできても，実感として理解することは簡単ではないようです．

　それでも，自分が体験してきた，働いてきた「場」以外にもさまざまな世界があること，さまざまな座標があることを理解し，自分がそのどこにいるのかを確認すること，そこからどこへ行きたいのか，行くべきなのかを考えることは，ライフデザインを作る上で有用です．

　グローバルヘルスは皆さんが想像する以上に，さまざまな活動・活躍の「場」があります．日本にいるとそれが見えにくく，日本国内で得られる情報にも限りがあります．その限られた想像，情報の枠から飛び越えて，より広いグローバルヘルスの世界を探りながら，自分に合った活動の場を見つける必要があります．

A さまざまな座標軸

グローバルヘルスで活動する際に，自分の立ち位置を確認し，次のステップを考えるのに参考になる座標軸を以下に示します．

（座標軸1）どこを活動対象とするか

あなたには関心のある国や地域がありますか？　また，そのどれくらいの範囲を対象に活動したいですか？

紛争や災害に喘ぐ国のある地域，その隣国にある避難民キャンプ，低所得国で感染症が流行する地域，都会のスラム街など，ある国の特定の地域に限定した活動が多いですが，国全体の保健政策や母子保健プログラムなどを支援することもあります．また，国際機関の地域事務所で働くと，いくつかの国や一定の地域を対象とし，本部で働くと世界全体を対象とすることもあります．

活動範囲が広ければいいわけではありません．たとえば，活動範囲が狭ければ，現地の人々の顔や状況が見えて，自分たちの活動の成果も見えやすく，満足度は高い傾向にあります．活動範囲は，自分の解決したい課題の大きさと自分の取りたいアプローチによって決まるともいえ，地域の問題をじっくり地域で解決したいのか，地球規模の課題を国の外交や国際的な枠組みで取り組みたいのか，などを自問自答するといいでしょう．

グローバルで想像がつきにくければ，日本国内で働く場合，自分は地域，市町村，都道府県，国のどのレベルの課題に，どのように取り組むのが好きなのか，向いているのかなどを考えてもいいです．ただし，活動をしているうちに，もっと広範囲や上位のレベルで仕事がしたい，またはこのくらいの範囲，レベルが自分にとってはちょうどいいと感じる時があります．また，ある程度広範囲，上位のレベルで活動していながら，もっと地域に根ざした活動がしたいと活動範囲を狭める人もいます．

私の場合は，3,000人にも満たない日本のへき地や数千人レベルの難民キャンプでの患者の治療や病気の予防などの活動から始め，ミャンマーやソマリアなどの国レベルでの母子保健戦略作りやその支援事業の実施を行い，最終的には130ヵ国以上の低中所得国を対象とした世界レベルの感染症対策や保健システム強化活動を指揮しました．もっと多くの命を救いたい，との思いがそうさせたのですが，実は最も自分の満足度が高く，もう一度やってみたいと思うのは国レベル，または地域レベルでの緊急支援活動や保健システム強化活動な

どです.

(座標軸 2) 誰を活動対象とするか

あなたは，誰の命・健康を守りたいですか？　どんな人々のために尽くしたいですか？

子ども，女性，エイズとともに生きている人々，紛争や災害で被災した人々など，人によってその関心は異なります．私の友人には，自分の一生を世界の女性の健康やエンパワメント（能力構築）に捧げている人や障がい者，精神を病んでいる人に献身している人もいます．支援を必要としている人全てなので対象は絞っていないという人もいます．ただ，ある対象への思い入れが強いと，モチベーションが強く働くこともあるようです.

(座標軸 3) どんな課題・領域に向き合うのか

あなたは，どんな課題を解決したいのですか？　どんな領域で活動したいですか？

先述のとおり，グローバルヘルスには，感染症，母子保健，災害，栄養，水衛生，精神衛生，ジェンダー，人権，慢性疾患，高齢者問題などさまざなな課題・領域があります．何か特定の課題・領域に関心や興味をもち，活動をしながら，その専門性を高めることは重要です．ただし，関心のある課題や活動する領域が広がったり，狭まったり，ほかに移行することもあります．また，特定の課題・領域に絞らず，総合的また横断的な活動（保健システム強化や人材育成など），課題解決のサポートや基盤作り（政策・戦略作りやモニタリング・評価など）をすることもできます.

(座標軸 4) どんなアプローチで取り組むのか

臨床，研究，疾病対策，人材育成，保健政策，医療経済，サプライチェーンなど，課題解決にはさまざまなアプローチがあります．1 つのアプローチに絞ってそれを極めていくのもいいですし，柔軟に変えていく，また，いくつものアプローチを学び，複数を駆使していくのもいいでしょう.

自分の人生の中で，どのようなアプローチを学び，実践するのが自分の関心ややりたいことに合致するのか，どれとどれを組み合わせると相乗効果を得られて，自分の仕事の成果を上げることができるのか，などを考えるとよいでしょう.

(座標軸 5) どんな専門性をもちたいか

これは座標 4 と重複する部分もありますが，あなたの専門性は何か，と聞

かれた時に，何と答えるか，何を自分の強みにしたいのか，を考えながら，学びと実践で磨いていくといいでしょう．これには，エイズ対策，結核対策，母子保健といった課題に沿った専門性もあれば，疫学統計，保健政策，医療経済などのアプローチ別の専門性もあり，また，人事やIT，財務といったサポート領域も立派な専門性です．

（座標軸6）どこに住むか，どこで活動するのか

　グローバルヘルスといっても，日本に住みながら海外出張を通じて活動するのか，低中所得国に住んで，その国や周辺地域を対象とした活動をするのか，ニューヨークやワシントンD.C.，ジュネーブやロンドンなど，国連・国際機関や国際NGOの本部や大学・研究機関などのある高所得国の都市に住んで，グローバルな活動をするのか，によって，特に私生活は大きく異なります．ラテンアメリカで仕事がしたい，アフリカに住みたい，アラブ世界が好きなど，住む場所，活動場所にこだわりのある人もいますが，その素直な気持ちはモチベーションや行動力につながるので，大切にしてほしいと思います．

　結婚や子育て，親の介護などを考慮しながら，その座標の位置を再検討する必要に迫られることもあります．子どもの教育があるので欧米や高所得国に住みたい，親の介護があるので日本に帰らなくてはならないといった人もいます．ただし，日本国内にも在留外国人の医療問題などさまざまな問題があり，また，新型コロナパンデミックにより自宅やリモートでできる仕事も増えていますので，日本国内にいてもグローバルな活動をすることはできます．

（座標軸7）どんな組織を通じて活動するのか

　先述のとおり，グローバルヘルスで活動する上でさまざまな団体・組織があり，そのどこで活動したいのか，自分に合っているのかをしっかり見極める必要があります．

　私はNGO，大学，二国間援助，国連・国際機関で働きましたが，若い頃にNGOの創設・運営にかかわることでマネジメントを学び，現場経験を積み，JICAなどを通じて無償や有償資金援助などのモダリティを学び，外務省やユニセフ本部で，大局的な政策・戦略作りを経験し，ミャンマーやソマリアなどの現場に戻って，作った戦略を実践する，という流れは最終的によかったと思っています．

　また，時折，研究職や教職に戻ることで，これまでの実践を振り返り，調査・研究により専門性を深め，自分の学んだことを若い人たちに伝えることで，

また，自分も勉強し直すことができました.

B　グローバルヘルスのディメンション

　さまざまな座標軸について説明しましたが，グローバルヘルス人材戦略センターが作成したものを改変した「国際保健のディメンション」を紹介します（図16）．これは，上記で示した座標軸1，3，4，7をミックスしたようなもので，低所得国で直接サービス支援をすることだけでなく，日本を含む高所得国で研究協力・高度医療を推進することで，中所得国にインバウンド・アウトバウンドの医療技術・製品を支援・供給したり，ボリューム・マーケット向け製品の研究開発を推進したりすることもできることや，高所得国で自由貿易擁護や健康危機管理・社会保障などの保健外交を行うことで，グローバルヘルスに貢献できることなども示しています．ただし，そのために必要な技術・経験などは異なり，それを考慮しながらキャリア開発を考えることが重要であるこ

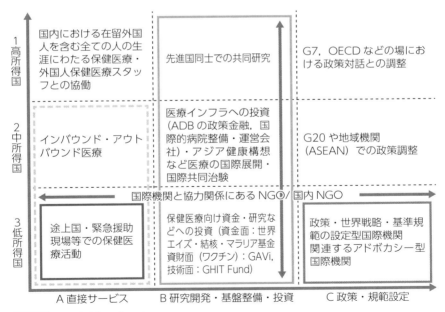

図16　国際保健のディメンション

（中谷比呂樹ほか：国際保健機関の雇用力と我が国の滋養力．国際臨床医学会雑誌，2021：4：9-15.より改変）

とが示されています.

1つの組織で一生働くことも悪くないかもしれませんが,組織を渡り歩くことでさまざまな経験を積み,成長・進化しながら世界に貢献していくのも楽しいものです.

大学卒業以来20回以上引っ越し,転職を続けてきた私は,若い頃,「根なし草」「糸の切れた凧」とよばれたことがあります.しかし,最近では,ホリエモンこと堀江貴文氏がいう「多動力」,元リクルートで教育改革実践者の藤原和博氏が説く「100万人に1人の存在になる方法」など,異なる仕事・活動をすることでの価値も見いだされています.

ご存じかもしれませんが,興味深い話なので「100万人に1人の存在になる方法」を簡単に説明します.

これにはマルコム・グラッドウェル著『天才!成功する人々の法則』(講談社)の本を通じて世間に知られるようになった「1万時間の法則」が使われています.1万時間程度の努力や鍛錬,経験をすれば,大抵のことは習得できるというもので,努力の目安にも使われ,それにより100人に1人の人材になれるとも考えられています.

藤原和博氏は,この法則を使って以下のような主張をしています.

まず,ある分野で集中して仕事をして,100人に1人の希少性を確保する.次に,違う分野の仕事をして100人に1人の希少性を確保できれば,1/100 × 1/100で1万人に1人の希少性を確保できる.さらに,もう1つの分野で仕事をすれば,1/100 × 1/100 × 1/100 = 100万分の1の希少性が実現して,これはオリンピックのメダリスト級の希少な価値となる.一組織で一生働くことで縦社会のトップを争うのではなく,平面上で独自のポジショニングをすればいい.若い人にはそのような人材を目指してほしい,というものです.

藤原氏とは東日本大震災直後に仙台で出会い,被災地の復興や日本の将来について語り合いました.彼の発想・行動力はまさにオリンピック・ゴールドメダリスト級で,彼の主張に共鳴する堀江貴文氏も,実業家,プログラマー,ロケット開発者,著述家,服役経験者など多くの顔をもち,個別の能力は凡人だが,合わせると超レアカード人材になると自ら述べています.

グローバルヘルスリーダーの中にも,この希少性を狙っていたわけではない

でしょうが，レアカード人材が少なくありません．たとえば，私の元ボス，グローバルファンド事務局長のピーター・サンズ氏は，英国外務省，マッキンゼー・アンド・カンパニー（ロンドン支社ディレクター），英スタンダード・チャータード銀行グループ（最高経営責任者），ハーバード大学ケネディ・スクール（リサーチフェロー），英国保健省の非執行役員と，外交・経営・金融・保健の4分野を渡り歩き，活躍してきました．

　ほかにも私の友人・知人には，政府機関，国連，NGO，コンサルタント会社，民間企業，大学，研究機関など，さまざまな組織を経由し，複数の専門性をもつ人も多くいます．私のような「糸の切れた凧」的な履歴は，グローバルには決して珍しくはなく，むしろ普通です．

　藤原氏は，1万時間は1日約3〜6時間の努力で5〜10年でマスターできるので，「まずは1万時間（20代の5〜10年）で左足の軸を作り，次に，もう1万時間（30代の5〜10年）かけて「右足の軸」（三角形の底辺）を作り，さらにもう1万時間（40〜50代）かけてできるだけ遠くに踏み出し，三角形の頂点を作って，「大三角形」を形づくりなさい」（**図 17**）と若い人に語っています．

　グローバルヘルス分野でも，藤原氏のアドバイスは役立つと思いますが，重要なのは，どこに左足，右足を置き，どこへジャンプするのがよいか，ということでしょう．それはもちろん，個人の興味・関心，また，訪れたチャンスなどによって決めればよいのですが，グローバルヘルスにおけるニーズや求めら

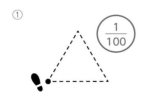

① まず，1万時間
（20代の5〜10年）で
「左足の軸」（三角形の
基点）を作ります．

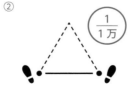

② 次に，もう1万時間
（30代の5〜10年）かけて
「右足の軸」（三角形の底辺）
を作ります．

③ さらに，もう1万時間（40〜50代）かけてできるだけ遠くに踏み出し，三角形の頂点を作って「大三角形」を形づくります．

図 17 キャリア形成の大三角形

（藤原和博 Globis 知見禄　https://globis.jp/article/6567）

れる人材を考えると，次のような例が考えられます．

　まず，初めのステップ，左足は，20代に学び，それを基に社会人としての
ステップを踏み始めるもので，医師，看護師，臨床検査技士，栄養士などの資
格はその典型です．しかし，先述のように，IT，経済，政治，経済，経営，教
育，開発，法律などどのような分野から始めてもいいのです．全ての道はロー
マに通じ，全ての学びはグローバルヘルスに通じます．

　次のステップ，右足の例として，公衆衛生学や熱帯医学，また，公共政策や
経営学などの大学院で学ぶ，またはヘルスケア分野・領域や別の分野・領域で
仕事や活動をするというのがあります．また，海外青年協力隊やNGOなどを
通じて現場経験をする，JPOなどを通じて国際機関で働く，などがあります．
その活動地域がラテンアメリカであれば，その地域の専門性とスペイン語をマ
スターすることができますし，コミュニケーションの専門家が西アフリカで人
道支援の仕事に就けば，リスクコミュニケーション×緊急支援×フランス語の
3つの専門性・能力を磨くこともできます．

　そして，最後のジャンプですが，NGOの人が国連機関で働く，逆に国際機
関で働いていた人がNGOを作る，コンサルタント会社を作る，起業してビジ
ネスの分野でグローバルヘルスに貢献する，大学の教員となって研究や人材育
成をする，執筆業に徹するなど，さまざまな領域や活動があります．もちろん，
これまでの経験を基に，グローバルヘルスとはまったく違う分野にジャンプす
るというオプションもあります．

　ただし，この「キャリアの大三角形」を私はすべての人にお勧めしたいとは
思っていません．結果として，私は臨床医，外務省職員，大学教授，国連職員
（国際公務員）などにそれぞれ1万時間以上を費やし，変わり者の仲間入りを
していますが，ある人にとっては地道に1つの道を歩み続けることが幸せで
あり，それが社会にも貢献しているからです．生涯を地域医療に捧げている人，
寝食を忘れて研究に打ち込んでいる人，何十年もNGOの世界で生きて，世界
に貢献している人がいて，彼らを私は心から尊敬しています．

7 | ライフデザイン実践編

　前章ではライフデザインを作る際の基本的な考え方について述べました．本章ではより具体的に，グローバルヘルスを志す人がそのキャリアを築く，ライフデザインを実践に移すためのアドバイスをしたいと思います．ただし，国連を含む国際機関で働きたい人のための情報は，空席情報からその応募や面接の仕方など，かなり存在しますので，それらは巻末に情報源を紹介して本書では触れる程度にします．

学生時代に学べること，学ぶべきこと

　学生時代は自分の知的・精神的成長にとても重要な時期です．自分の進路についてはもちろん，人生とは何か，恋愛とは，真実とは，神はいるのか，命とは，などなど，さまざまな疑問や悩みをもつことは自然ですし，それに向き合って自問自答することはとても重要です．私自身，これらの悩みはとても大きく，勉強も手につかないほどの苦しみになった時期もあります．解決のつかない，答えのない問いもありますが，それを自分の頭で考え抜くこと，また，人と議論し，本を読み，旅をすることで答えを希求することから得られる学びはとても大きいものがあります．

　さらに，現実の社会，世界，さらには地球の問題・課題について考えることも大切です．学生時代は考えるだけでなく，実際にその現実に触れ，行動することで得られることがたくさんあります．

　私も大学生時代は，インドシナの難民問題，アフリカの飢餓問題，世界のスラムや貧困問題などさまざまな課題に関心をもち，大学やNGOなどが主催する勉強会に参加し，本をむさぼり，現場を訪れたりしました．さまざまな国の大学生と国際会議やフィールドスタディなどで交流し，議論を重ねたりもしました．そんな中で学んだことがたくさんあり，その時に得た友人の多くと今でもつながっています．

私の学生時代に比べ，現在はインターネットを通じて何でも情報が入手でき，活動の選択肢も広がっています．しかし，「情報」に触れるだけでは本当の「知識」を得たことにはならず，また，「知識」が増えても問題を解決し，未来を切り開く「知恵」にはならないことが多いものです．やはり，自分で行動しながら考えることが重要で，経験してみなければわからないこと，真の意味で学べないことがあります．学生時代は，まだ感受性が高く，また，吸収しやすく，失敗や挫折をしてもやり直しやリセットがしやすい時期でもあります．

　特に，グローバルヘルスを志す人は，この時期に世界に飛び出して，日本とは違った世界を自分の目で見て，肌で感じてほしいです．欧米では，大学入学前，在学中，卒業後に就職するまでなどに，留学やインターンシップ，ボランティアなどの社会体験活動を行うための「ギャップイヤー gap year」を取る人が少なくありません．私も大学生時代に1年間休学してインドに遊学，ソマリアでのボランティアをしましたが，この経験はその後の自分の人生に大きく影響し，社会人になってからの数年分に等しいくらいの貴重な時間，学びの時になりました．

　新型コロナパンデミックではしばらく休止していましたが，「トビタテ！留学JAPAN」を含め，さまざまな海外留学や研修のチャンスがあります．働きながら語学も学べるワーキングホリデーもあります．アルバイトをして資金を貯めてでも，若い方々には日本を飛び出して，広い世界，地球を感じてほしいと思います．

インターンシップ・ボランティア

　国連・国際機関，シンクタンク，NGOなどにはインターンシップやボランティアを受け入れている組織も多くあり，グローバルヘルスを志す人にはお勧めです．インターンシップは大学院生を対象としている国際機関が多いようですが，時に大学生でも受け入れてくれます．ホームページなどで公募している機関と，公募はしていないがコネで入れる機関，また，補助金や助成金を出す機関と出さない機関などさまざまです．たとえば，物価の高いジュネーブで，ある国際機関はインターンに月30万円近くを支給し，ある機関では金銭的支援はありません．

　タダ働きでも，多くのインターンやボランティアが集まる理由は，それを通

じて学べることが多く，うまくすれば，コンサルタントやスタッフとして雇用されるチャンスがあるからです．特に，ジュネーブやニューヨーク，ロンドン，ワシントン D.C. にはグローバルヘルスにかかわる国連・国際機関，政府援助機関，大手の NGO やシンクタンクなどが多く集中するため，そこにある大学院の学生にはインターンやボランティアのチャンスを生かして就職している人も少なくありません．インターンシップやボランティアの情報は，外務省国際機関人事センターや国連フォーラムなどのウェブサイトにあるので参照してください．

はじめの一歩

　グローバルヘルスを志す人たちから，「第一歩をどのように踏み出せばいいかわからない」との質問をよく受けます．

　先述のとおり，まずすべきことは，各個人が自分の Will-Can-Must（何をしたいか，何ができるか，何をすべきか）をできるだけ明確にすることです．ただし，若い時には Will と Must は明確でも，Can が不足，すなわち知識・技術・経験が不十分なため，やりたいこと，働きたい組織があってもなかなかそこに就職できないのが通常です．ではどうやって，第一歩を踏めばいいのでしょうか．

　たとえば，将来，新型コロナのようなパンデミック対策に従事したいなら，WHO，ユニセフのような国連機関，グローバルファンド，Gavi のような官民連携組織，MSF のような NGO，ゲイツ財団や製薬会社のような民間セクターなど，さまざまな組織があります．それらの多くは大学や大学院を卒業してすぐに就職することは難しいのですが，将来，そこに行きつくまでに学ぶべき知識・技術，得るべき経験は明確で，その方法はいろいろあります．

　国連機関で働きたいのであれば，早道はジュニア・プロフェッショナル・オフィサー（JPO）やヤング・プロフェッショナル・プログラム（YPP）に応募することです（p.179）．ただし，JPO から正規職員になりやすい機関とそうでない機関があるので注意が必要です．たとえば，ユニセフは JPO から正規職員になる人は多く，中には管理職や国代表にまで昇進する人もいますが，WHO では JPO から正規職員になれる人は少なく，そのまま昇進して管理職や幹部になることはほぼ不可能に近いでしょう．

WHO職員を目指すなら，厚生労働省の医系技官や国立感染症研究所，国立国際医療研究センターの専門家となり，派遣や出向のような形で入り込むという方法もあります．ただし，その確率は必ずしも高いとはいえず，WHOを目指して厚生労働省に入省したが夢はかなわなかったという人もいます．

　また，大学の教員として，WHOの職員ではなく，さまざまな諮問委員会のメンバーとして貢献する方法もあります．WHOのみならず，グローバルファンド，Gavi，CEPIなどでも，助言や審査，評価などで外部の有識者を求めています．グローバルヘルス人材戦略センター（p.179）は，その関連情報を多くもち，進路相談や履歴書添削などの支援体制もあるので，人材登録・検索システムに登録をして情報を得て，各種セミナーなどに参加するといいでしょう．

　国連・国際機関で実際に働いている人たちの経歴を見ると，はじめの一歩はNGOやコンサルタント会社，大学や研究所，二国間援助機関，民間企業，財団など多様です．逆に言うと，どんな組織から始めてもいいということですが，重要なのは，そこでグローバルに通用する経験や知識がどの程度獲得できるのかを考えることです．

　日本国内で「グローバルに通用する経験や知識」を身につけられる組織とはどこでしょうか．残念ながら，**図4**（p.35）の「グローバルヘルスの主要なアクター」には，日本の組織は援助機関として世界第二の予算額を誇るJICAでさえも入っていません．もちろん，日本の組織の「認知度が低い」ことが，決して「グローバルに通用する実力をつけられない」ことと同じではありません．実際に，JICAや国立国際医療研究センターで働く私の友人・知人には，国際機関で立派にやっていける実力がある人はいます．

　しかしながら，やはり日本国内にあるグローバルヘルスに関連する組織・機関は，欧米に比べるとその予算額，人材の量と質，専門性などで差があり，仕事のやり方も「日本式」で，国際機関でそのまま通用するものとはいえません．そのため，いくら日本国内で長年グローバルヘルスにかかわったとしても，国際機関に応募した時に，グローバルな経験として換算されない，またはグローバルに通用する能力として認められにくく，国際機関に応募しても書類選考で落とされてしまうケースが多くあります．ですから，グローバルに活躍したい人は，JPOや国連ボランティア（UNV）のみならず，欧米のNGOやコンサルタント会社，または低中所得国の現地のNGOやコンサルタント会社などでもいいので，できるだけ早い時期に，修業のつもりで海外に出て，経験を積んで

ほしいと思います.

　また，海外の大学・大学院で勉強したなら，すぐに日本に戻らず，そこにある組織を通じてグローバルヘルスの活動に参加することも考えてみてください.欧米の大学・大学院には，さまざまなグローバルヘルスの研究または援助プロジェクトをもつところも多く，勉強に余裕があれば在学中に，またはコースを終えた後に，活動に参加して経験を積んだり，そこでポストを得たりすることも不可能ではありません.

　さらに，近くにある NGO やコンサルタント会社，援助機関などでインターンやボランティアをする中で，就職する糸口を探せることはすでに伝えました.そのような組織に就職するため，必死で食いついていく留学生が多い中で，そのような組織や機会があることも知らずに，勉強を終えるとすぐに帰国してしまう日本人がほとんどです.私から見るともったいなく，JPO で国連機関を目指すよりももっと学べる，経験を積める機会があるのに，みすみす逃しているようにも思えます.上述のとおり，このような NGO やコンサルタント会社，シンクタンクがグローバルヘルスを動かし，国際機関の活動を支え，このような組織から最終的に国連機関に就職する人も多いのですから.

中堅どころのキャリアの磨き方

　国連，NGO，民間企業，アカデミアなどの組織によって，また，職務によって異なりますが，これらの組織で 5～10 年も働いていると，中堅としてある程度の責任を与えられ，プロジェクトやチームのマネジメントを任されることがあります.この時期をどのような意識や態度，習慣をもって過ごすかによって，培われる実力，コンピテンシーに大きな差が開き，その後の人生も大きく変わっていきます.

　中堅どころは，上司からの期待に対してどれほどの成果を示せるか，また，同僚からの信頼をどれほど得られるか，部下にいかに適切な指示やフィードバックを与えて，その成長をサポートしていけるか，などをしっかり見られています.最近は 360 度評価として，上司からも，同僚や部下からも評価となって返ってくることもあります.

　さまざまなコンピテンシーが求められますが，中堅は専門性を深めながらも，マネジメントやリーダーシップを磨き，答えのない複雑な問題に立ち向かうこ

とを要求されてきます．コミュニケーション能力はもちろんのこと，戦略的思考や洞察力をもち，目先の仕事だけでなく，全体像や未来像を見ながら，何をなすべきかを理解して行動できる人材が求められます．

　日本の組織とは違って，多くの国際組織では自動的な昇進はありません．国連であれば専門職であるP3レベルからP4へ，また，P4からP5へ昇進するには，空席情報を見て自分で応募し，世界中から集まる数十人，多くは100人以上の応募者と1つのポストを巡って競争しなければなりません．中には，赴任地や活動内容などの条件がいいため，同じレベルまたはレベルを下げて応募する人もいます．日本では左遷や降格などといわれますが，国際機関では昇進ばかりを目指すのでなく（困難でもあるので），自ら応募して，同レベルに異動 lateral movement，また，格下レベルに異動 downward movement することさえあります．

　私が日本の大学教授を辞めた時，また，ユニセフのニューヨーク本部からミャンマーに異動した時，日本の友人・知人の中には「お気の毒に」といった慰めの言葉をかけてくださった方々がいました．何か失敗をしたために辞職，左遷せざるを得なかったと想像したようです．私にとっては，自分のやりたいこと，やるべきことを選んだのですが，外からの見え方は違ったようです．

　グローバルヘルスで働く人もさまざまで，ニューヨークやジュネーブでずっと働き続けたいと同じ仕事を20年以上も続けている人もいますし，昇進・昇給など考えず，紛争地帯でNGOの安月給で働き続ける人もいます．最終的には本人や家族が幸せで，社会や世界のためになっていればそれでいいと思います．

　ただし，この中堅どころでは自分の生き方，人生に疑問や迷いを感じる人もいます．そんな時は，前述の藤原氏が提言する3ステップ（p.153）の2つ目または3つ目の段階の転職を考えてもよいかもしれません．国連からNGOやアカデミアへ，民間セクターやアカデミアから国際機関へ，または起業したり，新たなNGOを創設したり，まったく違ったセクターに移行したり，さまざまな選択があります．果敢に動き，決断することで開ける人生もあるのです．

管理職・幹部を目指す

　組織によって異なるでしょうが，大まかにいえば，管理職 senior management

とは，国連の D1，D2 ポストで，部長クラスに相当し，上級職または幹部 executive management とは，国連事務局のランクでいえば ASG（事務次長補）や USG（事務次長）レベル以上で，局長，事務局長補，地域事務局長クラス，さらに各国連機関のトップに相当します．

　組織によって，管理職や幹部の採用方法はかなり異なります．ユニセフや WFP などの国連機関では，たたき上げが多く，日本人で管理職になる人には JPO 出身者も多くいます．JPO から国連職員となり，いくつかの国連機関を渡り歩いた後に管理職や幹部になる人もいます．

　たとえば，JPO 制度ができる前に P2 レベルの 2 年契約でユニセフのインド事務所に入った和気邦夫氏は，同機関のパキスタンやナイジェリア国代表などを歴任した後，UNDP に出向，国連開発グループ（UNDG 現在の UNSDG）事務次長から UNFPA 事務局次長となりました．

　また，中満泉氏は JPO で UNHCR に入所し，数々のポストを経て，ほかの国連機関の要職にも就いた後，日本人女性初の国際連合事務次長となっています．

　欧米に本部をもつ大手の国際 NGO で働く日本人は少ないですが，このような組織で活躍して，日本人の管理職・幹部も増えてほしいと思います．先述のとおり，グローバルヘルスで重要な役割を果たしている NGO が多く，高い専門性だけでなく，管理職や幹部にはマネジメント能力やリーダーシップの優れた人材が多くいます．そのため，それらの NGO から国連機関の管理職や幹部になる人も少なくなく，たとえば，UNAIDS のトップ（2022 年 6 月現在）であるウィニー・ビヤニマ事務局長は元オックスファム・インターナショナル事務局長でしたし，グローバルファンドの私の元同僚でグラントマネジメント局長は米国のセーブ・ザ・チルドレンの国際プログラム局長でした．現場で鍛えた高いリスク管理能力，鋼のような忍耐力，時に強引ともいわれますが成果をしっかり生むリーダーシップの持ち主です．

　一方，幹部は選挙で選ぶか政治任用という組織もあります．WHO 本部や地域事務所の事務局長は選挙で選ばれ，事務局長補は政治的に任用されています．ユニセフの事務局長は歴代米国人ですし，ほかの国連機関でもその拠出する予算額などが幹部選考に影響することが少なくありません．

　グローバルヘルス分野において日本人の管理職や幹部はとても少ないため，グローバルヘルス人材戦略センターでは調査を行い，「次世代国際保健リーダ

ーの探索と提案」という報告書をまとめています．次世代国際保健リーダーになるには何が不足しているのか，何が必要なのかなどについて詳述しているので参考にしてください．

この報告書にはリーダーに必要な要素・コンピテンシーが記述されていますが，私としては特に3つの要素が重要だと思っています．それは情熱，努力，経験です．

まずは情熱．世界のリーダーを見ると，人を救いたい，社会を変えたいなどの強いパッションがあり，そのために，チームを作り，それを引っぱり，組織を強くしていく駆動力があります．パッションとともに，ビジョン，ミッション，ディシジョン，アクションの「5つのション」が人生にとって重要だと思います．確固としたビジョンやミッションをもち，その実現に向けたパッションがみなぎると，人には大きなエネルギーが生まれ，人を引きつける．しかし，組織を動かし，それをリードするには，難題を前にしても果敢なディシジョンが必要で，それを成功に導くアクションが必要です．

次に努力．リーダーを目指すには，日頃からどのような資質を培えばいいか，どのような知識・技術・コンピテンシーを体得していくべきかを考え，自分を磨いていくことが大切です．同じ場所で，同じ経験をし，同じ時を過ごしても，成長する人としない人で大きな差が生まれます．その差は「能力」ではなく，一言で言えば「マインドセット」と「努力」だと思っています．失敗を嘆き他人や環境のせいにする人と，失敗から学んで自分をどう変えていくかを考え行動する人では，成長に大きな差が開いていきます．失敗してもめげず，楽観的に前に進み，それでいて謙虚で，部下のことを大切にし，常に感謝を忘れない．グローバルなリーダーにはこのような共通の資質があるように感じました．ただし，これは生まれながらにもっていたものでなく，失敗や挫折から学び，意識と努力をしながら体得してきたものだと思います．

最後に経験．これも月並みに聞こえますが，先述のとおり「役が人を育てる」「地位は人を作る」のは真実です．管理職・幹部に必要な資質を磨くには，人事や予算，リスクなどの管理を任され，その中でもがき苦しみながらも期待される成果を示していくことが必要です．失敗を含めてさまざまな経験をする中で，自分にはこれが足りない，結構うまくやれる，自分には向いてない，などを理解し，さらに成長できるものです．

ただし，管理職や幹部に向いていない人，また，その職に就いて幸せと感じ

ない人もいます．管理職や幹部になって組織の士気や評判を落とした人，仕事が合わず，また，働き過ぎやストレスで心身が病んだ人などを見てきました．私も仕事のフィット感や満足度という点では，組織管理よりも専門的な仕事に集中している方が高い傾向にあります．必ずしも管理職や幹部を目指さず，専門的な仕事に没頭しながら人生を楽しむというのもいいものです．

第二，第三の人生を送る

　人生 100 年時代では，65 歳で定年退職しても，80 歳までは 15 年，90 歳まで 25 年もあります．

　著書『サーバントリーダーシップ』を刊行して以来，世界の政治家や研究者，経営者などに絶大な影響を与えてきた米国のロバート・グリーンリーフ博士は，60〜75 歳までが最も活動的で多くを生み出した時期だったといいます．さらに，老人がおおいに役立つのは，経験豊かな人生のベテランだからというだけでなく，老人であればこそ，うまくできる重要なことがあるからだ，とも述べています．

　外務省で経済協力局長，インドネシア大使などを務めた後に JICA 総裁となった藤田公郎は，JICA を引退した後，南太平洋のサモアでシニア海外ボランティアの一隊員として働きました．米国では，カーター大統領，クリントン大統領など，政治家として第一線を退いてから，グローバルヘルスの世界で活躍した人もいます．

　グローバルヘルスとまったく異なる人生を送り，50 歳，中には 60 歳を過ぎてから，グローバルヘルスに興味を抱き，活動を開始する人もいます．私が東京大学大学院で教鞭を執っていた 30 歳代の時，50 歳を過ぎて初めてグローバルヘルスを勉強したいと門戸を叩いた大学院生もいます．年の差をまったく感じさせない知識欲とパッションに驚いたものです．人生は「思い立ったが吉日」．何かアクションを起こすのに「遅すぎる」ことはありません．

　日本では，「この年にもなって…」と年齢を理由に，そして周りの目を気にして，やりたいことをしない，しり込みする人が多くいます．私がブラジルで 1 年間仕事をしていた間，高齢のおばあさんがショッキングピンクのビキニを着て孫娘と競い合う，妻を看取ったおじいさんが若い娘と熱い恋をする，趣味や勉強，仕事を含めて，いくつになってもやりたいことを楽しむ人に多く出会

いました．心からすてきだなあ，いくつになっても幸せそうだなあと思いました．

　米国の実業家エリック・シノウェイ氏は，次のような言葉を贈っています．

　「若者は失敗することを一番心配するが，年を取ると経験しなかったことや追求しなかったチャンス，やらなかったことを後悔することになるんだ．人が後悔するとしたら，自分の夢を追わなかった場合だ」

　先述した『LIFE SHIFT（ライフ・シフト）―100年時代の人生戦略』では，長寿化の進行により，100年以上生きる時代，新しい人生の節目と転機が出現し，「マルチステージ」の人生へと様変わりすると述べられています．

　2019年の日本人の健康寿命は男性72.68歳，女性75.38歳．つまり，60歳を過ぎても男性は12年，女性は15年，「健康上の問題で日常生活が制限されることなく生活できる期間」があるわけです．第二，第三の人生として，グローバルヘルスを志すこと，学ぶこと，活動することも不可能ではありません．

　私もこれからの人生，やりたいことがいろいろあります．さらに，どんな国で働こうか，どんな仕事に挑戦しようか，どんな本を書こうか，と新たな挑戦にも思いを巡らしています．次のようなガンジーの言葉を思い出しながら．

「明日死ぬかのように生きよ．永遠に生きるかのように学べ」
Live as if you were to die tomorrow. Learn as if you were to live forever.

chapter 8 | ワーク・ライフ・バランス

　いよいよ最後の章となりました．ここでグローバルヘルスを志す人，活躍する人にとっての，ワーク（仕事）とライフ（生活）のバランスについて述べたいと思います．

ワーク・ライフ・バランスとは

　ワーク・ライフ・バランス（仕事と生活の調和）とは，1980 年代，米国で IT 技術革新などで女性の活躍が急速に広がる中，仕事と子育ての両立が困難になり，企業がこの両立ができるような施策を取った頃に作られた概念といわれています．日本でも 1990 年代にバブル景気が終わり，成果主義やリストラが叫ばれ，少子高齢化，共働き増加などで価値観も多様化する中，この用語が広がり始めたようです．

　働く人全てにとってワーク・ライフ・バランスは重要ですが，特にグローバルヘルス分野では，日本社会とは異なる環境で仕事や生活をすることもあり，この両立はとても大切になってきます．

　ただし，最適なワーク・ライフ・バランスとは，個人によって，また，年齢やライフサイクルの時期によって異なります．仕事が好きで，家族もいないため，多くの時間を仕事に充てたいと思う人もいるでしょう．たとえば，大学の研究者には仕事が趣味，食べる時間，寝る時間も惜しんで研究に没頭したい人もいます．NGO や国連機関で働く人の中にも，仕事が生きがいという人も少なくありません．

　しかしそんな人でも，家族，特に子どもができたり，仕事に余裕ができたり，好きな趣味を見つけると，仕事の割合を減らして，家族と過ごす時間，趣味に興じる時間を増やす時期もあります．

　ですから，ワークとライフの調和とは，絶対的なバランスがあるわけではなく，個人によって，また，ライフサイクルの中で，自分にとって，その時期に

「ちょうどいい」と感じる時間配分や重点の置き方があるようです．

　留意すべきは「過ぎたるは及ばざるが如し」，仕事が好きだからといってやりすぎることです．アルコール中毒のアルコホリック alcoholic をもじって，仕事中毒をワーカホリック workaholic といいますが，仕事に夢中になり，「まだまだいける」「大丈夫」と思っていても，知らず知らずのうちに身体や精神をむしばみ，家族や周囲との関係にひずみを与えることもあります．私自身，実際にワーカホリックな人が燃え尽き，また，家庭崩壊を起こすケースをみてきました．

　実は私もワーカホリックでした．若い頃は，病院で毎日寝泊まりして仕事をし，大学教員の時は研究室にずっとこもっていました．海外で働くようになってからも，家に帰るのは夜の 10 時過ぎ，土日も働くこともよくありました．パートナーによっては，とっくの昔に家庭崩壊していたでしょう．

　グローバルヘルスにかかわる国際機関・組織のほとんどが，ワーク・ライフ・バランスの改善・維持に努め，職員の過重労働を避け，休暇をしっかり確保できるような配慮と努力をしています．職員どうしも，お互いの家庭生活・私生活を尊重し，できるだけ夜の付き合いや飲み会は避け，休暇や産休・育休はお互いの権利として，その間の仕事をカバーし合っています．

　しかし，そんな中でも，膨大な仕事量で過大な重圧がかかる職場や時期もあります．また，紛争国など家族が一緒に住めない環境で，治安上の不安も抱え，過酷な生活を強いられることもあります．そのため，職員がライフ・ワーク・バランスを維持し，身体と精神のバランスを保っていくための制度や仕組みを作り，管理者や職員に研修を行って，その徹底を図っている組織も多くあります．

　国連機関では，国や地域の危険の度合いや状況によって，4〜12 週間に一度，安全で安心できる国や地域で保養し，モチベーションの維持や，ストレス解消を図るための，まとまった保養休暇を与えています．運動や娯楽のしにくい環境下では，そのための施設や機会を提供することもあります．

バランスを考える上での 6 つのエレメント

　ワーク・ライフ・バランスといっても，ワークとライフの 2 つに明確に分けられるものではなく，また，ライフは一言で言えるほど単純なものではあり

ません．人が生きていく上で欠かせない要素として，ディズニー映画の生みの親であるウォルト・ディズニーは以下の 6 つのエレメントを大切にしてきたといいます．

・Input（学び・勉強・資格）
・Output（仕事，生産物）
・Belongings（金・物・財産）
・Tool（健康）
・Mother Earth（家族・人間関係）
・New World（趣味・新たな挑戦）

これらについて，少し深掘りしてみましょう．

A Input（学び・勉強・資格）

立命館アジア太平洋大学学長の出口治明氏は，「本」「人」「旅」からの学びの大切さを説いていますが，インプットの方法にはさまざまなものがあります．先述の「70：20：10 の法則」が示すとおり，大学・大学院などでの正式な学びでなくとも，毎日の生活や仕事の中から得られるものもたくさんあります．

インターネットの普及で，以前であれば長い時間と高い費用が必要だった学習も，効率かつ格安に，時に無料で学べるようになりました．世界のどこにいても，必要な文献や本を探して読み，オンラインで人と出会い，ノーベル賞受賞者の講演も聴くことができます．大学院の修士・博士コースでさえも，オンラインで取得できる時代です．

一方，逆に機会や情報が多すぎて，それを活用できない人，情報に触れただけで学んだ気になり，仕事や人生に活用できない人，アウトプットできない人も多いようです．

第 7 章で記した「サーバントリーダーシップ」を説いたグリーンリーフは，60〜75 歳までが人生で最も活動的で多くを生み出した時期だといいますが，その理由の 1 つは，40〜60 歳までの間に，老後に向けて意識的に準備をしたからだと語っています．いくつになってもインプットは重要ですが，それを何に活用するのか，何をアウトプットするかも考えることが重要です．ただし彼は，本を読むのが遅かったので，読書から学ぶことはめったになく，重要なことは人々と話をする中で学んだといいます．人によって得意な，または好きなインプットのやり方も違うようです．

読者の皆さんは，これからどんなインプットをして，それをどのような人生の楽しみ，さらにアウトプットにつなげていくのでしょうか．

B Output（仕事，生産物）

人生におけるアウトプットとは，主に「話す」「書く」「行動する」ことから生み出され，仕事自体がアウトプットという人も多くいます．しかし，収入が生じないアウトプットもあり，人へのアドバイスや親切，大学や学会などでの講義や講演，寄稿や論文投稿，本の出版などもアウトプットです．ブログやSNSでの発信や，地域でのボランティア，家庭での家事や育児なども含まれます．

世の中には超人的にアウトプット，また，生産性の高い人がいます．たとえば，『学びを結果に変えるアウトプット大全』を書いた精神科医の樺沢紫苑氏は，メルマガ毎日発行13年，Facebook毎日更新8年，YouTube毎日更新5年，毎日3時間以上の執筆11年，年2〜3冊の出版10年と高い生産性を続けたそうです．毎月20冊以上の読書も30年以上続けているというので，インプットもすごいのですが．

私自身はアウトプットを意識していたわけではないのですが，自らの学びを深めるため，また，周りからの依頼や社会のニーズに応じているうちに，自然にアウトプットが増えていきました．教育・研究職でない時にも，毎年，いくつかの大学・大学院で講義をし，論文や寄稿を書き，本を出版したりしましたが，それは自分の経験を振り返り，客観視し，深化させることに役立ちました．そのためには多くの本や文献も読まなければならず，また，他人から批評や助言をもらえるため，インプットも比例して増えました．

グローバルヘルス分野で働く人には，ボランティア精神の旺盛な人も多くいます．たとえば，阪神・淡路大震災や東日本大震災，また，海外のスマトラ島沖地震・津波などの緊急支援に行くと，現地で多くのグローバルヘルスで働く友人・知人に遭遇しました．

また，グローバルヘルスに従事する人の子どもには，親の背中を見ているせいか，または海外で生活して日本とまったく異なった状況に触れ，ボランティアや社会奉仕の機会も多いせいか，ボランティアに目覚め，社会貢献や国際貢献に向かう人も少なくありません．

国際的な組織には，男性が家事や育児，料理をするのは当然という風潮や文化があるところも多く，家庭内での男性の役割・アウトプットが向上すること

もあります．私も以前はまったく料理ができませんでしたが，ある時期から料理が好きになりました．たいしたものは作れませんが．

C Belongings（金・物・財産）

　人間の「欲求」には，5つの段階があるとするマズローの法則（欲求5段階説）をご存じの方も多いでしょう．これによれば，人間の欲求には「生理的欲求」「安全の欲求」「社会的欲求（所属と愛の欲求）」「承認欲求」「自己実現の欲求」の5段階がピラミッド状にあり，低次の欲求が満たされるごとに，もう1つ上の欲求をもつようになるというものです．

　グローバルヘルスを志す人，また，そこで活躍している人を見てみると，最終段階の「自己実現の欲求」が強いように思います．ただし，その欲求が生まれるには，より低位の「生理的欲求」や「安全の欲求」が満たされていることが必要で，生活に困らないだけの収入は必要です．ただし，どの程度のお金，物，財産があれば満たされるか，幸せと感じるかは，人によって大きく異なります．広い家に住み，外車に乗り，高級腕時計やジュエリーが大好きで，それによって幸せを感じる人もいれば，家は狭くても住めればいい，車は必要なし，または中古で走れればいい，腕時計やネックレスなど体につけるものは要らない，という人もいるでしょう．私は後者です．

　ノーベル経済学賞を受賞した米国プリンストン大学教授のダニエル・カーネマン氏は，収入が増えれば増えるほど幸福度は比例して増加するが，年収7万5,000ドル（研究発表時，日本円で約800万円）を超えると，収入が増えても幸福度はあまり変わらないとの研究を発表しました．

　なぜ，収入があるレベルを超えると幸福度が頭打ちになるのかについては，さまざまな見解・解釈がありますが，1つの理由は「生理的欲求」「安全の欲求」を満たすためにある程度のお金が要るが，その欲求が満たされると，物的な満足度よりも上位の欲求，「社会的欲求（所属と愛の欲求）」「承認欲求」「自己実現の欲求」にシフトしていくからだといいます．高級料理も毎日食べていたら飽きるし，車を3台所有した時の満足度は1台の時の3倍にはならないということです．物質的な欲求が満たされると，精神的なもの，社会的なものを追い求め，自分個人の利益だけでなく家族，そして社会の利益を求めるようになるというのは理解できるのではないでしょうか．

　グローバルヘルスで働く人の中には，物的執着が少なく，むしろミニマムに

生きようとする人が多いように感じます．ただし，危険国で働く場合には，住居や車などにあまりお金をケチらないほうがいいようです．家に強盗が入る危険性，車の事故や故障が起こるリスクなどが日本よりも高いので，常に最悪の事態を想定して，お金でリスクを回避または低減できるならすべきです．

　低中所得国は，きつい，汚い，危険な 3K の労働・生活環境と思ってたじろいでいる人がいるかもしれないので，一言つけ加えておきます．実は国によって，日本に比べて驚くほどの物質的満足度を得られることもあります．日本では考えられないほどの広い一軒家やマンション，時には広い庭にプールつき，サウナやジャグジーがついているものまであります．その家賃が月 20 万円もせず，運転手や料理人，ベビーシッターも各 1 万円程度で雇用できる国もあります．日本では考えられないことでしょう．

　そんな生活に慣れてくると，高い家賃で狭い家，ベビーシッターも車の専属運転手もいないばかりか，地獄のような通勤ラッシュの毎日で，家に帰るのは子どもが寝静まった夜中といった日本の生活には戻りたくないという人もいるほどです．

　グローバルヘルスで働く際の給与や手当，退職金，年金はどうなるのか，との質問もよく受けます．私の答えは，「働く組織によって大きく異なるので，事前に情報を収集しておきましょう」です．一般に NGO は給与が低いと思われがちですが，欧米の NGO の中には国連よりも高い給与を出すところもあります．国連は，世界で最も高い公務員の給与水準（通常，米国）に合わせているといわれていますが，欧米の民間企業と比べると低いともいわれます．

　給与が低くても，経験や学びを優先すべき時期，子どもの教育などのため，ある程度の給与を確保しなければならない時期，収入よりも社会貢献や奉仕を優先したい時期など，人によって，また，ライフサイクルによって変わってくるものです．自分自身，また，パートナーとしっかり対話しながら，どの時期に何を優先するかをしっかり考えることが大切です．

D Tool（健康）

　人生を送る上で重要な tool（道具）が体であり，心身の健康です．若い頃は，健康であるのが当然と思っていますが，年齢とともに衰え，健康を害することも多いので，次第に健康維持・増進の重要性に気づくものです．失って初めてその大切さに気づく．人生にはよくあることです．

特に海外生活では，日本にいる時よりも健康に留意する必要があります．身の周りに病原体や病害動物がはびこり，災害や事故・事件も多いからです．

　ただし，怖がり過ぎる必要もありません．大切なのは，各国で起こりうる重大リスクをきちんと把握し，そのための予防やリスク回避を行い，起こった場合の適切な対応ができるよう準備をしておくことです．私は若い頃，これらの予防やリスク回避を十分にしなかったため，マラリアやコレラに罹ったこともあります．しかし，きちんとリスク管理をし始めてからは，アフガニスタンやイラク，ソマリアなどの危険地帯や，マラリアやコレラ，エボラ熱などの流行地域で仕事をしても，大きなけがも病気もせずに乗り切りました．

　飲み水として安全な水を用意し，できるだけ煮沸する，氷や生ものは口にしない，必要な予防接種をし，可能な予防投薬をし，長期残効型蚊帳などを使用するなど，リスク回避・低減方法はいろいろあります．国際機関で働く場合，通常，現地には安全管理担当者がいますので，そのガイダンスに従うことが大切です．

　健康維持に重要なのは，誰もが知っているとおり，栄養・睡眠・運動です．グローバルに働く楽しさの１つは，世界中でさまざまな食事や飲み物を堪能できることですが，食べ過ぎ，飲み過ぎには注意が必要です．私も若い頃，ブラジルでシュラスコ（肉の食べ放題）とセルベージャ（ビール）が安くてうまいので，ついつい食べ過ぎ，飲み過ぎてしまい，痛風になりかけました．中国で仕事をしていた友人は，アルコール度数の高い蒸留酒などを「カンペイ（乾杯）」のかけ声とともにほとんど毎晩，浴びるように飲み続けた結果，肝機能障害を起こしました．皆さんも気をつけてくださいね．

　私は年に10回以上の短中期の海外出張をしていた時期がありますが，長期フライトで気をつけるべきは，深部静脈血栓症，通称，エコノミークラス症候群，また旅行者血栓症といわれるものです．飛行機内の窮屈な座席で長時間，同じ態勢のままでいると，血流が悪くなり，血管の中に血の塊が作られることがあります．それが剥がれて肺の血管に詰まり，死亡することもあるのです．それで私も友人を亡くしました．ビジネスクラスでも発生します．水分を十分にとって脱水を避け，定期的に下肢を動かして，時に機内を歩いて運動してください．

　低中所得国に住んでいても，さまざまなスポーツができます．たとえば，英国の旧植民地にはゴルフ場がある国が多く，私もミャンマーでゴルフを覚えま

した．ケニアでは野生動物とともにワイルドなゴルフを楽しみました．それも
グリーンフィーは 18 ホールで 1,000 円というところもありました．ほかにテ
ニスやサッカー，野球など，現地にいる日本人や外国人と同好会を作って楽し
める国もあります．

　外国人が滞在するアパートや集合住宅には，プールやジムが設けられている
ところも多くあります．屋外でのジョギングを含め，外出が危険な国もありま
すので，警備のしっかりした敷地内にスポーツ施設があると助かります．最近
では，ワークアウトやヨガ，ダンスなどの動画が見られますので，自宅でも楽
しみながら運動ができますね．私も時折，サルサやヒップホップのダンスやワ
ークアウトを楽しんでいます．

　心の健康維持も重要です．自分は精神的に強いから大丈夫，と思っていても，
特に危険地帯や劣悪な生活環境で働いていると，知らず知らずのうちにボディ
ブローのようにストレスがたまり，ある時点で突然，精神状態に異常をきたす
ことがあります．ソマリアやアフガニスタンで，そういう人を見てきました．
定期的に保養休暇を取り，仕事を忘れてリラックスすることはもちろん，日頃
からストレスを取り払うための方法を身につけ，習慣化することが大切です．

　私の場合は，大学生時代にインドで学んだヨガと瞑想を続けています．おか
げで，頻繁に爆撃音が聞こえたソマリアにいても，大規模サイクロンやサフラ
ン革命のミャンマーの真っただ中にいても，その状況下にいることを完全に忘
れ，自分と向き合う時間をもち，心の平静を保つことができました．

E Mother Earth（家族・人間関係）

　これを直訳すると「母なる大地」．自分のより所，命や心の支えとなる大地
のようなもの，つまり，親や兄弟，家族やパートナー，友人，同僚，気の合う
仲間などとのつながり，人間関係のことです．

　日本を離れて，さまざまな国で暮らし，多くの人々と出会ってみると，家族
や人間関係の在り方は多様だと感じます．たとえば，LGBTQ の友人（男性）
は，元恋人（女性）に協力してもらって子どもを授かり，それを現在のパート
ナー（男性）と育ててきました．現在，その子は成人して巣立っていますが，
今でも 3 人で愛情あふれるファミリーの絆を保っています．

　また，「ポリアモリー（多重恋愛）」，すなわち，お互い納得し合って，複数
の人と同時に付き合っているカップルもいます．ある調査では，米国だけでも

約1,600万人が多重恋愛をしている，またはそれをよしとしているといわれますが，日本ではなかなか理解されにくいでしょうね．

さらに，国際機関にはシングル・ペアレントも多くいます．中には離婚してシングルではなく，初めから結婚せずに子どもだけ作る，また，養子にもらう人もいます．養子として，両親をエイズで亡くした遺児や，虐待やネグレクトの子どもを育てている人も少なくありません．実の親子よりも強い絆と愛情で結ばれているケースも多く，私もフェイスブックなどで彼らの子どもの成長を見守っています．

この多様性の中には，家族をもたない，パートナーをもたない，という選択肢もあります．グローバルに活躍する人の中には，1人の自由な生活が好き，特定のパートナーはいらないという人もいます．日本と違って，「結婚しないのか」「子どもを作らないのか」といった親や親戚などからのプレッシャーが少ない国も多く，悠々自適にシングルのまま仕事と生活を楽しんでいる人もいます．

最終的に，社会に迷惑をかけず，自分，また，パートナーや家族が幸せであれば，どんな形の生活や生き方があってもいいのではないでしょうか．ステレオタイプを強要・推奨したり，多様性を否定・非難したりすることが，マイノリティーだけでなく，多くの人々にとって生きづらい社会，窮屈な社会を作るように思えます．

海外で生活する際，人生のある時点で直面する問題として，親の介護，パートナーの仕事，子どもの教育などがあります．そのために海外赴任を取りやめる，特に条件の悪い国や地域を避ける，日本に帰国する，といった選択をすることも多いようです．

私の場合は幸いなことに，私以上にたくましく，根性や忍耐力をもち，「宇宙人」とよばれるほど日本，いや地球の常識を超えた価値観や考えをもつパートナーに恵まれたため，アフリカでもどこでも一緒に暮らし，どんな過酷な環境でも生活や子育てを楽しむことができました．最終的に子どもたちもみな，地球の常識にとらわれず，自由闊達に，強くたくましく育ちました．

しかし，パートナー選びを間違っていたら，と考えることがあります．自分の夢ややりたいことを諦めていたか，もし実現したとしても，家庭は不幸または崩壊していたかもしれません．パートナーが悪いわけではなく，おそらく自分のせいで，特に若い時には相手や家庭を十分に思いやれる余裕も寛容さも，

自分にはなかったと思います。

　パートナーや家族が一番の「ドリームキラー」ともいわれます。実際に，医学生時代に一緒に世界に馳せる夢を語っていた友人の中には，パートナーの反対で夢を断念した人もいます。最も身近で味方になってもらいたい人から，「アフリカで生活するなんて，危ないでしょ」「子どもの教育，どうするの！？」とずっと言い続けられたそうです。だからといって，彼がいま不幸かというと，そうではありません。日本の地方で開業し，地域の患者から慕われ，家庭円満で幸せな暮らしをしています。

　前出の中満泉氏も，国連フォーラムのインタビューで，「家庭と仕事の両立の秘訣」として「パートナーの厳選」を挙げています。パートナー選びはグローバルヘルスを志す人，活躍する人にとって，とても重要な課題ともいえます。

　グローバルヘルスで活躍している女性から，パートナーを見つけるのが難しいと相談を受けることが多々あります。そのような人は，特に学歴も，志も，理想も高いせいか，そのようなハイスペック女性を好む男性が日本には少ないといいます。同じくグローバルヘルスで活躍する日本人男性なら理解があるだろう，と思って紹介を試みると，「付き合うならいいが結婚はちょっと」「1人で自由に生きたいので結婚は考えていません」という人が多くいました。

　そんな彼女たちに，どんな人が理想かと聞くと，「頭がよくて，ハンサムで，背が高くて，誠実で，一緒に海外に行ってくれて，子育てや料理もしてくれて」と，やはりハイスペック男性で，多くの条件を挙げる人がいます。これでは恋人探しも難しいと思いきや，実は世界にはそんな条件を満たす人がいないわけでもないのです。欧米，特に北欧系男性には，男女平等が身に染みついていて，言わなくても家事・子育てをこなし，料理が上手で，優しく，背が高く，見てくれのいい人が少なくありません。NGOや国際機関で働く欧米人も多く，実際に現場で出会い，恋に落ち，結婚する日本人女性も少なくありません。

　しかし，全ての条件がそろわなくとも，海外で仕事や生活をする上で適当なパートナーは探せばいるものです。最近では，専業主夫として海外で働く女性を支え，家事・子育てをする日本人男性も増えています。欧米人でなくとも，世界にはすてきな男性はたくさんいて，アジア，アフリカ，中南米などで働いている時に，現地でパートナーを見つける人もいます。異性でなく同性，また，LGBTQのパートナーがいいという人にも，世界にはさまざまなチャンスがあります。

パートナーが見つからない，またはいらないので，子どもだけ欲しいという人が私の知る範囲でも増えてきました．そのような人にも世界にはチャンスやオプションがあり，それを実際につかんでいる知人・友人もいます．ここで詳述はしませんが，世界にはさまざまな価値観をもつ人がいて，法に触れずにそれをかなえる手段もあるのです．

　海外，特に低中所得国で働く場合，子育てや教育が大きな課題となり，パートナーや子どもを日本に置いて単身赴任をする人，低中所得国赴任を避ける人などがいます．人によっていろいろな考え方や状況があるので，子どもも含めて家族どうしでじっくり向き合いながら，話し合うことが重要です．

　ただ，私の経験からは，よほど治安が悪く，家族の生命が脅かされるような場所でない限り，家族みんなで一緒に苦楽をともにすることは，家族にとって貴重な経験や学びとなり，家族の絆がますます強くなる，素晴らしいチャンスともなり得ます．私は，家の周りでも傷害・殺人が多発するブラジルや，軍事政権下で外出禁止令が頻繁に出されたミャンマー，ショッピングモールで爆発や襲撃事件があったケニアなどで子育てや教育をしましたが，そんな逆境や困難があったからこそ，家族の団結や絆が強まり，子どもたちはどんな場所でも生きていける精神力や生命力が培われたのだと思います．

　一方で，NGOを通じて，途上国医療に献身した，私も尊敬する先達の中には，有無を言わせず子どもを辺地に連れて行き，最終的には親子関係が断絶してしまったケースもあります．現地で抱えた，子どもたちの悩みや苦しみに寄り添っていなかったためでしょうか．

　どうすれば，うまく子育てができるか．簡単な話ではありませんし，自分にもそれができたという自信がありませんが，ここで1つだけ，子育ての重要なエッセンスが詰まった詩を紹介します．

　　　「子どもは大人の鏡」　　ドロシー・L・ノテル作
　　　子どもは，批判されて育つと，人を責めることを学ぶ．
　　　子どもは，憎しみの中で育つと，人と争うことを学ぶ．
　　　子どもは，恐怖の中で育つと，オドオドした小心者になる．
　　　子どもは，憐れみを受けて育つと，自分を可哀想だと思うようになる．
　　　子どもは，馬鹿にされて育つと，自分を表現できなくなる．
　　　子どもは，嫉妬の中で育つと，人をねたむようになる．

子どもは，ひけめを感じながら育つと，罪悪感を持つようになる．

子どもは，辛抱強さを見て育つと，耐えることを学ぶ．

子どもは，正直さと公平さを見て育つと，真実と正義を学ぶ．

子どもは，励まされて育つと，自信を持つようになる．

子どもは，ほめられて育つと，人に感謝するようになる．

子どもは，存在を認められて育つと，自分が好きになる．

子どもは，努力を認められて育つと，目標を持つようになる．

子どもは，皆で分けあうのを見て育つと，人に分け与えるようになる．

子どもは，静かな落ち着きの中で育つと，平和な心を持つようになる．

子どもは，安心感を与えられて育つと，自分や人を信じるようになる．

子どもは，親しみに満ちた雰囲気の中で育つと，生きることは楽しいことだと知る．

子どもは，まわりから受け入れられて育つと，世界中が愛であふれていることを知る．

（こころのチキンスープ―愛の奇跡の物語より引用）

　世界のどこにいても，上記のようなことに留意しながら，子どもに寄り添い，しっかりコミュニケーションを取る．親の期待や価値観を押しつけず，親も子どもから学び，子育てを通じて成長していく．そんな姿勢が大切だと思います．

　時には，家族を優先して海外から日本に戻る，というのも勇断かもしれません．実は私も，父母と義母が高齢で足腰が弱くなり，病気で手術をしたり，認知機能の低下も始まったりしたため，スイスでの契約 6 年を残して日本に帰国することを決断しました．それまで 17 年間，累計では 20 年以上，海外に住んで親不孝を続けていたので，これから少しでも親の面倒をみたい，少なくとも近くにいてあげたい，そうしないと後悔する，と考えた結果でもあります．

　日本国内にいてもグローバルヘルスに貢献できることはたくさんあります．たとえば，私の新たな就職先，グローバルヘルス技術振興基金（GHIT）は東京にオフィスがありますが，研究開発を支援した治療薬 1 つをとっても，それが承認されてアフリカの現場に届けられれば，熱帯病で苦しむ 5,000 万人以上の子どもを救える可能性をもっています．

　将来，またアフリカの現場に戻る機会もあるかもしれません．人生は次に何が起こるかわからないからまた面白いもので，今を大切に，また，楽しむこと

が重要だと思っています.

F New World（趣味・新たな挑戦）

　ウォルト・ディズニーによると，これは人生に新たな世界を見せてくれるもの，わくわくするもの，人生に潤いを与えてくれるもので，趣味や遊び，新たな挑戦が含まれるといいます.

　私にとっては，グローバルヘルス自体が New World です．多くの国を訪れ，さまざまな人々と出会い，味わったことのない食事を楽しむ．見たことのない世界，不思議な光景，息をのむような大自然に遭遇し，なんてありがたい仕事をさせてもらっているのだろうと思うこともあります.

　グローバルヘルスで働く人には，多様な趣味をもち，何事にも挑戦しようとする人が結構います．私もカラオケ，ダンス，カポエラ，ダイビング，ギター，ゴルフ，料理，登山と，趣味はどんどん広がりました．ギターは「アルハンブラ宮殿の思い出」を弾けるようになる，ゴルフは始めて 1 年以内に 100 を切る，3 年以内に 90 を切る，登山はモンブラン，マッターホルン，アイガーに登頂し，4,000m 級を 10 峰制覇するなど，自分なりの目標を決めて挑戦し達成してきました．自己満足でいいのです．これらの New World が，また仕事への活力にもつながり，人生を豊かに，また，彩りを与えてくれます.

　あなたにとっての New World は何ですか？　将来，どんな New World に足を踏み入れたいですか？

G バランス・ハーモニー

　以上のように，ワーク・ライフ・バランスとは，仕事と生活という二項対立のバランスではなく，互いに関連性のある人生のさまざまなエレメントの 1 つひとつを充実させ，調和させ，最終的に自分の人生を豊かで，満足のいく，幸せなものにしていくことです.

　個人によって，また，その人のライフコースの時期によって，これら 6 つのエレメントのそれぞれの重要性や重心は異なります．インプットに重心を置く時期，アウトプットが増える時期，健康を見つめ直す時期，New World を楽しむ時期，Mother Earth を大切にする時期，人それぞれに異なる時期があり，変化があってしかるべきでしょう．大切なのは，ある時期に重心を置くべき重要なエレメントがあることを忘れないことです．ひたすら学んで吸収する

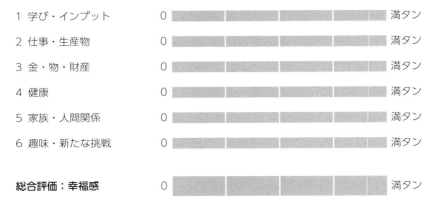

1 学び・インプット	0		満タン
2 仕事・生産物	0		満タン
3 金・物・財産	0		満タン
4 健康	0		満タン
5 家族・人間関係	0		満タン
6 趣味・新たな挑戦	0		満タン
総合評価：幸福感	0		満タン

図18 人生の6つのエレメントと満足感のダッシュボード

（大住力：一度しかない人生を「どう生きるか」がわかる 100年カレンダー から筆者が改変・作図）

インプットの時期，パートナーや子どもとしっかりと向き合う時期，親の介護や世話に時間をかける時期など．その時期を逸して，後で後悔することにならぬようにしたいものです．

　人生のコンパスと同様に，人生の節目や迷った時などに，これら6つのエレメントのそれぞれに対する自分の満足度はどれくらいなのか，そのバランスが崩れていないか，重心は合っているのか，などをチェックしてみることも大切です．そのために，**図18**のようなダッシュボードを作ってみることをお勧めします．それぞれのエレメントに対して，満足度がゼロから満タンまでの間のどのあたりにあるのか，自問自答して書き込み，その総合評価もしてみてください．これで何が不足しているのか，バランスがどうなのか，一目でチェックすることができます．

　さらに，何が原因で満足度が低いのか，それによってどのような影響があるのか，改善するにはどのような努力やアクションが必要なのか，を考えてみてください．

　このように自分と向き合うことで，人生に何が欠けているのか，何をすべきかが見えてきます．人生の節目で使うコンパスにも磨きがかかり，自分のライフデザインの描き方も見えてきます．さらに，偶然を味方につけて，セレンディピティーを招くことにもつながるかもしれません．

資　料

読者にとって参考になりそうな情報源を以下に示します.

グローバルヘルス人材戦略センター　https://hrc-gh.ncgm.go.jp/

　グローバルヘルスを牽引する国際保健人材を日本から世界に輩出するため,2017年に国立国際医療研究センター内に設置された組織.WHO本部事務局長補(ADG)を務めた中谷比呂樹氏をセンター長として,国際機関への志願者の登録情報の受付・管理,登録者への技術支援・カウンセリング・アフターケア,国際機関からの求人情報等の情報収集・人材受け入れの働きかけ,厚生労働省・外務省・大学・研究機関等と連携した人材育成戦略の企画立案などを実施.特に,人材登録・検索システム(https://hrc-gh-system.ncgm.go.jp/)に登録しておくと,国際機関の空席情報を含むさまざまな情報が送られてくる.また,国際組織だけでなく,海外の現場,厚生労働省・関係省庁,大学・研究機関,国内医療機関などさまざまな組織・機関とのリボルビング・ドア形式の派遣・復職・就職も考慮して,サービス・支援を行っている.

外務省国際機関人事センター　https://www.mofa-irc.go.jp/

　国際機関への就職を目指す日本人,およびすでに国際機関で勤務している日本人をサポートし,ジュニア・プロフェッショナル・オフィサー(JPO)派遣制度,中堅職員派遣制度,国際機関空席ポストの情報提供,国際機関キャリアセミナーなどを実施.ヤング・プロフェッショナル・プログラム(YPP)などについても詳しい情報を入手できる.

United Nations Careers　https://careers.un.org/

　グローバルヘルスに特化していないが,国連で働きたい人にはお勧めのサイト.なぜ国連で働くのか,何ができるのか,どんなキャリアオプションがあるのか,どうやって応募するのか,などが詳細に説明されており,現在の空席情報も容易に検索できる.

International Affairs Jobs
https://www.intjobs.com/jobs/international_organizations

Impactpool　https://www.impactpool.org/

　グローバルヘルスに特化していないが，国連だけでなく，NGO も含む国際的な組織・機関の空席情報をホームページ上で検索できる．登録しておくと自分のお気に入りの空席情報などを送ってくれるほか，さまざまな組織のインターンシップ・フェローシップなどの情報，オンラインセミナー，就職や能力開発などにかかわるコーチングや相談などのサービスもある．一部有料．

PARTNER　https://partner.jica.go.jp/PartnerHome

　JICA が運営する国際キャリア総合情報サイト．1,700 以上の団体が登録し，JICA のみならず，NGO や企業を含むさまざまな組織の国際協力関連情報，中でもインターンやボランティア，職員などの求人情報，研修やイベント情報が満載で，キャリア相談も行っている．

国立国際医療研究センター　グローバルヘルス政策研究センター
http://www.ighp.ncgm.go.jp/index.html

　グローバルヘルス政策にかかわる研究，情報発信（iGHP セミナーなど）や人材育成などを行っている．

長崎大学大学院 熱帯医学・グローバルヘルス研究科
http://www.tmgh.nagasaki-u.ac.jp/category/events

　既存の学術境界を越えた新たな総合的アプローチにより世界の健康問題の解決を目指す「グローバルヘルス領域」で国際的に活躍できる人材を養成することを目的．

上智大学国際協力人材育成センター　https://dept.sophia.ac.jp/is/shric/

　国際協力や国際協力への道を目指す人材を養成・輩出するため，国際公務員養成コースや国際公務員養成英語コースなどの公開講座をはじめ多様な支援を行っている．

広島平和構築人材育成センター（HPC）　https://peacebuilderscenter.jp/

　平和構築・開発におけるグローバル人材育成だが，その分野からヘルスにアプローチ
したい人にはお勧め．

以下のような人材育成コース・プログラムもあります．

国立国際医療研究センター　国際医療協力局
グローバルヘルス　ベーシックコース，アドバンストコース，フィールド
トレーニング
　https://kyokuhp.ncgm.go.jp/activity/education/edu_interior/index.html

各種セミナー・イベントなど
　https://kyokuhp.ncgm.go.jp/activity/internal/event/010/index.html

厚生労働省 感染症危機管理専門家養成プログラム
Infectious Disease Emergency Specialist Training Program（IDES）
　https://www.mhlw.go.jp/seisakunitsuite/bunya/kenkou_iryou/kenkou/ides/
　index.html

国立感染症研究所 実地疫学専門家養成コース Field Epidemiology
Training Program Japan（FETP-J）
　https://www.niid.go.jp/niid/ja/fetp.html

公開講座など　https://www.niid.go.jp/niid/ja/open-campus.html

国立保健医療科学院
ワクチンで予防可能な疾患における公衆衛生人材育成プログラム　STOP
VPDs（Vaccine Preventable Diseases）
　https://www.niph.go.jp/h-crisis/archives/114356/

主要参考文献

第1章

- Anderson W: Making Global Health History: The Postcolonial Worldliness of Biomedicine. Social History of Medicine. 2014; 27: 372–84.
- Lidén J: The World Health Organization and Global Health Governance: post-1990. Public Health. 2014;128:141-7.
- Koplan JP et al: Towards a common definition of global health. Lancet. 2009;373:1993-5.
- WHO: Global Health Estimates. https://www.who.int/data/global-health-estimates
- GBD 2019 Diseases and Injuries Collaborators: Global burden of 369 diseases and injuries in 204 countries and territories, 1990-2019: a systematic analysis for the Global Burden of Disease Study 2019. Lancet. 2020;396:1204-22.
- WHO: Ten threats to global health in 2019. https://www.who.int/news-room/spotlight/ten-threats-to-global-health-in-2019
- WHO: Urgent health challenges for the next decade. https://www.who.int/news-room/photo-story/photo-story-detail/urgent-health-challenges-for-the-next-decade

第2章

- Brown TM et al: The World Health Organization and the transition from "international" to "global" public health. American journal of public health. 2006; 96: 62-72.
- Moran M et al（ed.）: The Oxford handbook of public policy. Oxford University Press, 2008.
- Ooms G et al: The 'diagonal' approach to Global Fund financing: a cure for the broader malaise of health systems? Global Health. 2008;4:6.
- Takemi k: Proposal for a T-Shaped Approach to Health System Strengthening. Health Systems & Reform. 2016;2: 8-10.

第3章

- Hoffman SJ et al: Mapping global health architecture to inform the future. Chatham House, 2015. https://www.chathamhouse.org/sites/default/files/field/field_document/20150120GlobalHealthArchitectureHoffmanColePearcey.pdf
- Global Burden of Diseases 2020 Health Financing Collaborator Network. Tracking Development Assistance for Health and for COVID-19: A Review of Development Assistance, Government, Out-of-Pocket, and Other Private Spending on Health for 204 Countries and Territories, 1990–2050. Lancet. 2021; 398:1317-43.
- UNDP: HIV, Health and Development Strategy 2016-2021. 2019.
- African Development Bank: Strategy for Quality Health Infrastructure in Africa 2021-2030. 2021.
- WHO: Global Spending on Health 2020: Weathering the Storm. 84p. 2020. https://apps.who.int/

iris/handle/10665/337859

- Institute for Health Metrics and Evaluation: Financing Global Health 2020: The Impact of COVID-19. https://www.healthdata.org/policy-report/financing-global-health-2020-impact-covid-19
- Donor Tracker. Supporting evidence-based advocacy for global development. https://donortracker.org/
- 船橋洋一：シンクタンクとは何か - 政策起業力の時代. 中公新書, 2019.
- Brandt AM: How AIDS invented global health. N Engl J Med. 2013;368:2149-52.
- Belluz J et al: How McKinsey infiltrated the world of global public health. Vox. 2019. https://www.vox.com/science-and-health/2019/12/13/21004456/bill-gates-mckinsey-global-public-health-bcg
- Wouters OJ et al: Estimated Research and Development Investment Needed to Bring a New Medicine to Market, 2009-2018. JAMA. 2020;323:844-853.
- Pedrique B et al: The drug and vaccine landscape for neglected diseases（2000-11）: a systematic assessment. Lancet Glob Health. 2013;1:e371-9.

第4章

- Mackey TK, Liang BA: A United Nations Global Health Panel for Global Health Governance. Social Science & Medicine. 2013;76:12-5.
- Stevenson M, Youde J: Public-private partnering as a modus operandi: Explaining the Gates Foundation's approach to global health governance. Global Public Health. 2021;16:401-14.
- Birn AE: Backstage: the relationship between the Rockefeller Foundation and the World Health Organization, Part I: 1940s-1960s. Public Health. 2014;128:129-40.
- Youde J: Private actors, global health and learning the lessons of history. Medicine, Conflict and Survival. 2016;32:203-20.
- Kaasch A: The Global Fund to Fight AIDS, Tuberculosis and Malaria: A Hybrid Organization as the Best Health Care System Actor? In: Shaping Global Health Policy. Palgrave Macmillan, 2015.
- 内閣府健康・医療戦略推進本部　グローバルヘルス戦略．2022 年 5 月 24 日． https://www.kantei.go.jp/jp/singi/kenkouiryou/senryaku/r040524global_health.pdf

第5章

- UN Office of Human Resources Management: UN Competency Development-A Practical Guide. 2010. https://hr.un.org/sites/hr.un.org/files/Un_competency_development_guide.pdf
- UNICEF: UNICEF Competency Framework-Behaviours to guide the way we work. https://www.unicef.org/careers/get-prepared
- WHO: Enhanced WHO global competency model. https://www.who.int/publications/m/item/enhanced-who-global-competency-model
- グローバルヘルス人材戦略センター：次世代国際保健リーダーの探索と提案　厚生労働省委託事業 2021 年 3 月．https://hrc-gh.ncgm.go.jp/files/uploads/PJ2021_report.pdf
- Donahue RT: Japanese culture and communication: Critical cultural analysis. University Press of America, 1998.

- ドラッカー PF（上田 惇生ほか訳）：未来企業—生き残る組織の条件. ダイヤモンド社, 1992.
- Goleman D: Emotional Intelligence Leadership That Gets Results. Harvard Business Review. March-April 2000.
- Greenleaf RK: Servant leadership: A journey into the nature of legitimate power and greatness. Paulist Press, 2002.
- Drucker PF: What Makes an Effective Executive. Harvard Business Review. 2004.
- Lombardo MM, Eichinger RW: The Career Architect Development Planner（1st ed.）. Lominger. 1996.
- Duckworth A: Grit: The Power of Passion and Perseverance. Simon & Schuster. 2016.
- 前野隆司：幸せのメカニズム　実践・幸福学入門. 講談社現代新書, 2013.
- 「コンピテンシーに基づいた国際保健政策人材の養成初期における教育ツールの開発」研究班（研究代表者　曽根智史）：国際保健政策に日本人の力を！国際的組織でのチームワークに求められるコンピテンシー. 2018. https://www.niph.go.jp/en/soshiki-en/11kokusai-en/IHC/wp-content/uploads/2019/10/global-health.mp4
- 曽根智史ほか：コンピテンシーに基づいた国際保健政策人材の養成初期における教育ツールの開発. 平成 29 年・30 年度　厚生労働科学研究費補助金 行政政策研究分野 地球規模保健課題解決推進のための行政施策に関する研究.

第6章

- グラットン L, スコット AJ（池村 千秋 訳）：LIFE SHIFT － 100 年時代の人生戦略. 東洋経済新報社, 2016.
- Busch C: The Serendipity Mindset: The Art and Science of Creating Good Luck. Riverhead Books, 2020.
- Krumboltz JD, Levin AS: Luck Is No Accident: Making the Most of Happenstance in Your Life and Career. Impact, 2010.
- 金井壽宏：働くひとのためのキャリア・デザイン. PHP, 2002.
- Schein EH: Career Anchors: Discovering Your Real Values. Pfeiffer & Company, 1993.
- 鈴木祐：科学的な適職 4021 の研究データが導き出す, 最高の職業の選び方. クロスメディア・パブリッシング, 2019.
- ドラッカー PF（上田 惇生 訳）：マネジメント - 基本と原則. ダイヤモンド社, 2001.
- 堀江貴文：多動力. 幻冬舎文庫, 2019.
- 藤原和博：100 万人に 1 人の存在になる方法 不透明な未来を生き延びるための人生戦略. ダイヤモンド社, 2019.
- グラッドウェル M（勝間和代 訳）：天才！成功する人々の法則. 講談社, 2009.
- 国際保健医療学会編：国際保健のキャリアナビ. 南山堂, 2016.

第7章

- 和気邦夫：ユニセフではたらこう. 白水社, 2008.
- 中満泉：危機の現場に立つ. 講談社, 2017.
- グラットン L, スコット AJ（池村 千秋 訳）：LIFE SHIFT － 100 年時代の人生戦略. 東洋経済新報社,

2016.

・中谷比呂樹：いま，世界では！？　公衆衛生の新しい流れ 日本のグローバルヘルス人材．公衆衛生．2016; 80: 362-6.

・町田 宗仁 ほか：国際保健人材の育成のための望ましいキャリアパスとその支援に関する調査．日本公衆衛生雑誌．2020; 67: 471-8.

・地引英理子：グローバルヘルス人材のキャリア・ディベロップメントにおける課題．国際臨床医学会雑誌．2019; 3: 70-74.

・国際保健政策人材養成ワーキンググループ：国際保健に関する懇談会．国際保健政策人材養成ワーキンググループ報告書．2016．https://bit.ly/3nVQBeW

・グローバルヘルスーバル人材戦略センター：次世代国際保健リーダーの探索と提案　厚生労働省委託事業報告書　2021.

・シノウェイ E ほか：ハーバード・ビジネススクール「これから」を生きるための授業．三笠書房, 2013.

・グリーンリーフ RK（野津智子 訳）：サーバントであれ—奉仕して導く，リーダーの生き方．英治出版, 2016.

第8章

・樺沢紫苑：学びを結果に変えるアウトプット大全．サンクチュアリ出版, 2018.

・Haupert ML et al: Prevalence of Experiences With Consensual Nonmonogamous Relationships: Findings From Two National Samples of Single Americans. Journal of Sex & Marital Therapy. 2017; 43: 424-40.

・国連フォーラム　国連職員 Now！第 114 回中満泉さん．http://www.unforum.org/unstaff/114.html

・Kahneman D, Deaton A: High income improves evaluation of life but not emotional well-being. Proceedings of the national academy of sciences, 2010;107: 16489-93.

・キャンフィールド J，ハンセン MV（木村 真理, 土屋 繁樹　訳）：こころのチキンスープ—愛の奇跡の物語．ダイヤモンド社, 1995.

略語一覧

略語	外国語	日本語
ACPHEED	ASEAN Centre for Public Health Emergencies and Emerging Diseases	アセアン感染症対策センター
ACT	artemisinin-based combination therapies	アルテミシニン誘導体多剤併用療法
ACT-A	Access to Covid-19 Tools-Accelerator	ACTアクセラレーター
ADB	Asian Development Bank	アジア開発銀行
ADF	African Development Fund	アフリカ開発基金
ADG	Assistant Director General	事務局長補
ADP	Access and Delivery Partnership	新規医療技術のアクセスと提供に関するパートナーシップ
AFD	Agence Française de Développement	フランス開発庁
AfDB	African Development Bank	アフリカ開発銀行
AHPSR	Alliance for Health Policy and Systems Research	保健政策・システム研究アライアンス
AIDS	acquired immune deficiency syndrome	後天性免疫不全症候群
AKF	Aga Khan Foundation	アガカーン財団
AMR	antimicrobial resistance	薬剤耐性
AMSA	Asian Medical Students Association	アジア医学生連絡協議会
AMDA	Association of Medical Doctors of Asia	アムダ 旧称：アジア医師連絡協議会
ART	antiretroviral therapy	抗レトロウイルス療法
ASEAN	Association of South-East Asian Nations	東南アジア諸国連合
ASG	Assistant Secretary General	国連事務局次長補
AU	African Union	アフリカ連合
BCG	Boston Consulting Group	ボストンコンサルティンググループ
BMGF	Bill & Melinda Gates Foundation	ビル＆メリンダ・ゲイツ財団
BMZ	Bundesministerium für wirtschaftliche Zusammenarbeit und Entwicklung (Federal Ministry for Economic Cooperation and Development)	連邦経済協力開発省（ドイツ）
BRAC	Bangladish Rural Advancement Committee	ブラック（バングラデシュ地方創生委員会）
BRI	Belt and Road Initiative	「一帯一路」構想
BRICs	Brazil, Russia, India, China	ブリックス（ブラジル，ロシア，インド，中国）

略語	外国語	日本語
CARE International	Cooperative for Assistance and Relief Everywhere	ケア・インターナショナル
CBRN	chemical, biological, radiological, nuclear	化学，生物，放射性物質，核兵器
CDC	Centers for Disease Control and Prevention	疾病管理予防センター
CEPI	Coalition for Epidemic Preparedness Innovations	感染症流行対策イノベーション連合
CGD	Center for Global Development	世界開発センター
CHAI	Clinton Health Access Initiative	クリントン保健アクセスイニシアチブ
CIVETS	Colombia, Indonesia, Vietnam, Egypt, Turkey, South Africa	シベッツ（コロンビア・インドネシア・ベトナム・エジプト・トルコ・南アフリカ）
COPD	chronic obstructive pulmonary disease	慢性閉塞性肺疾患
COVAX	COVID-19 Vaccines Global Access	コバックス（COVID-19 ワクチンへの公平なアクセスを目的としたイニシアチブ）
COVID-19	Coronavirus disease 2019	新型コロナウイルス感染症
CRS	Catholic Relief Services	カトリック救援事業会
CSIS	Center for Strategic and International Studies	戦略的国際問題研究所
CSO	civil society organization	市民社会組織
CSR	corporate social responsibility	企業の社会的責任
CUGH	Consortium of Universities for Global Health	グローバルヘルス大学コンソーシアム
DAC	Development Assistance Committee	開発援助委員会（OECD）
DAH	development assistance for health	保健分野での開発援助
DED	Deutscher Entwicklungsdienst	人材派遣機関（ドイツ）
DEI	Diversity, Equity, Inclusion	多様性，公平性，包括性
DFID	Department for International Development	国際開発庁（英国）
DNDi	Drug for Neglected Diseases initiative	顧みられない病気の新薬開発イニシアティブ
DPH	Doctor of Public Health	公衆衛生学博士
EFEPI	Education First English Proficiency Index	EF 英語能力指数
EU	European Union	欧州連合
EY	Ernst & Young	アーンスト・アンド・ヤング
FAO	Food and Agriculture Organization	国連食糧農業機関
FCO	Foreign and Commonwealth Office	外務・英連邦省（英国）
FCDO	Foreign, Commonwealth and Development Office	外務・英連邦・開発省（英国）
FETP	Field Epidemiology Training Program	実地疫学専門家養成コース
FIF	financial intermediary fund	金融仲介基金

略語	外国語	日本語
FIND	Foundation for Innovative New Diagnostics	革新的新規診断薬基金
G7	Group of Seven	先進7ヵ国
G20	Group of Twenty	20ヵ国・地域
Gavi	Gavi, The Vaccine Alliance 旧称：Global Alliance for Vaccine and Immunization	Gavi アライアンス 旧称：ワクチンと予防接種のための世界同盟
GDP	Gross Domestic Product	国内総生産
GFF	Global Financing Facility	グローバルファイナンシングファシリティ
GHC	Global Health Campus	グローバルヘルスキャンパス（ジュネーブにあるいくつかの国際機関の本部建物）
GHC	Global Health Council	グローバルヘルスカウンシル
GHIT Fund	Global Health Innovative Technology Fund	グローバルヘルス技術振興基金
GHSI	Global Health Security Initiative	世界健康安全保障イニシアティブ
GHWN	Global Health Workforce Network	国際保健人材ネットワーク
GIZ	Deutsche Gesellschaft für Internationale Zusammenarbeit (German Agency for International Cooperation)	ドイツ国際協力公社
GNI	Gross National Income	国民総所得
GOBI	Growth monitoring, Oral rehydration therapy, Breast feeding, Immunization	成長記録，経口補水療法，母乳栄養，予防接種
GTZ	Deutsche Gesellschaft fur Technische Zusammenarbeit	技術協力公社（ドイツ）
HGPI	Health and Global Policy Institute	日本医療政策機構
HIV	human immunodeficiency virus	ヒト免疫不全ウイルス
HNP	Health Nutrition and Population	保健・栄養・人口
HPC	Hiroshima Peacebuilders Center	広島平和構築人材育成センター
HPV	human papillomavirus	ヒトパピローマウイルス
IBRD	International Bank for Reconstruction and Development	国際復興開発銀行
ICRC	International Committee of the Red Cross	国際赤十字委員会
ICSID	International Centre for Settlement of Investment Disputes	国際投資紛争解決センター
IDA	International Development Association	国際開発協会

略語	外国語	日本語
IDB	Inter-American Development Bank	米州開発銀行
IDES	Infectious Disease Emergency Specialist Training Program	感染症危機管理専門家養成プログラム（厚生労働省）
IFC	International Finance Corporation	国際金融公社
IFMSA	International Federation of Medical Students Associations	国際医学生連盟
IFPMA	International Federation of Pharmaceutical Manufactures & Associations	国際製薬団体連合会
iGHP	Institute for Global Health Policy Research	グローバルヘルス政策研究センター
IGO	interngovernmental organization	政府間組織
IHB	International Health Board	国際保健理事会（ロックフェラー財団設立）
IHEID	Graduate Institute of International and Development Studies	ジュネーブ国際開発高等研究所
IHME	Institite for Health Metrics and evaluation	保健指標評価研究所（米国ワシントン大学）
ILO	International Labour Organization	国際労働機関
IMF	International Monetary Fund	国際通貨基金
INCMNSZ	National Institute of Medical Science and Nutrition Salvador Zubiran	国立健康・栄養研究所（メキシコ）
InWEnt	Internationale Weiterbildung und Entwicklung	人材開発・研修実施機関（ドイツ）
IOM	International Organization for Migration	国際移住機関
IPPF	International Planned Parenthood Federation	国際家族計画連盟
IsDB	Islamic Development Bank	イスラム開発銀行
ITM	Institute of Tropical Medicine Antwerp	アントワープ熱帯医学研究所（ベルギー）
jaih-s	Japan Association for International Health - Students section	国際保健医療学会 学生部会
JAMSNET	Japanese Medical Support Network	邦人医療支援ネットワーク
JD	job description	職務記述書
JHSPH	Johns Hopkins Bloomberg School of Public Health	ジョンズ・ホプキンス・ブルームバーグ公衆衛生大学院
JICA	Japan International Cooperation Agency	国際協力機構
JOCS	Japan Overseas Christian Medical Cooperative Service	日本キリスト教海外医療協力会
JOCV	Japan Overseas Cooperation Volunteers	青年海外協力隊
JPO	Junior Professional Officer	ジュニア・プロフェッショナル・オフィサー

略語	外国語	日本語
J-Trops	Japanese Society of Tropical Medicine Students' Branch	日本熱帯医学会学生部会
KEMRI	Kenya Medical Research Institute	ケニア医学研究所
KfW	Kreditanstalt für Wiederaufbau Bankengruppe	復興金融公庫（ドイツ）
KOICA	Korea International Cooperation Agency	韓国国際協力団
LGBTQ	Lesbian, Gay, Bisexual, Transgender, Queer, Questioning	（性自認，性的指向，性表現などの多様性を表す言葉）
LSHTM	London School of Hygiene and Tropical Medicine	ロンドン大学衛生熱帯医学大学院
LSTM	Liverpool School of Tropical Medicine	リバプール熱帯医学校
MBA	Master of Business Administration	経営学修士
MDGs	Millennium Development Goals	ミレニアム開発目標
MDM	Médecins du Monde	世界の医療団
MENA	Middle East & North Africa	中東・北アフリカ地域の国々
MERS	middle east respiratory symdrome	中東呼吸器症候群
MIT	Massachusetts Institute of Technology	マサチューセッツ工科大学
MIGA	Multilateral Investment Guarantee Agency	多数国間投資保証機関
MOU	memorandum of understanding	覚書
MPH	Master of Public Health	公衆衛生学修士
MSc	Master of Science	理学修士
MSF	Medecins Sans Frontieres	国境なき医師団
NCCDPHP	National Center for Chronic Disease Prevention and Health Promotion	国立慢性疾患予防・健康増進センター（米国）
NCDs	non-communicable diseases	非感染性疾患
NCHSTP	National Center for HIV, Viral Hepatitis, STD, and TB Prevention	国立ヒト免疫不全ウイルス・ウイルス性肝炎・性感染症・結核予防センター（米国）
NCID	National Center for Infectious Diseases	国立感染症センター（米国）
NGO	nongovernmental organization	非政府組織
NIH	National Institute of Health	国立衛生研究所（米国）
NPO	non-profit organization	非営利組織
NTDs	neglected tropical diseases	顧みられない熱帯病
NTF	Nigeria Trust Fund	ナイジェリア信託基金
OBOR	One Belt, One Road	「一帯一路」構想

略語	外国語	日本語
OCHA	United Nations Office for Coordination of Humanitarian Affairs	国連人道問題調整事務所
ODA	Official Development Assistance	政府開発援助
OECD	Organisation for Economic Co-operation and Development	経済協力開発機構
OGAC	Office of the Global AIDS Coordinator	地球規模エイズ調整官事務局（米国国務省）
PAHO	Pan Aerican Health Organization	汎アメリカ保健機構
PDP	product development partnership	製品（医薬品）開発パートナーシップ
PFPFAR	U.S. President's Emergency Plan for AIDS Relief	米国大統領エイズ救済緊急計画（ODA）
PHC	primary health care	プライマリ・ヘルス・ケア
PhD	Doctor of Philosophy	博士号
PHEIC	Public Health Emergency of International Concern	国際的に懸念される公衆衛生上の緊急事態
PMI	U.S. President's Malaria Initiative	米国大統領マラリアイニシアティブ
PMAC	Prince Mahidol Award Conference	マヒドン王子記念賞会合（タイ）
PPR	Pandemic preparedness and response	パンデミックへの備えと対応
PrEp	Pre-Exposure Prophylaxis	曝露前予防内服
RAND Cooperation	Research ANd Development Cooperation	ランド研究所
RBF	results based financing	成果連動型資金
RITM	Research Institute for Tropical Medicine	熱帯医学研究所（フィリピン）
RKI	Robert Koch Institute	ロベルト・コッホ研究所（ドイツ）
RIIA (Chatham House)	Royal Institute of International Affairs	王立国際問題研究所 （チャタムハウス）（英国）
SDGs	Sustainable Development Goals	持続可能な開発目標
SARS	severe acute respiratory syndrome	重症急性呼吸器症候群
SII	Serum Institute of India	インド血清研究所
SRHR	sexual reproductive health / rights	性と生殖に関する健康と権利
SWAps	sector-wide approaches	セクター・ワイド・アプローチ
TB	tuberculosis	結核
TGF	The Global Fund to Fight AIDS, Tuberculosis and Malaria	世界エイズ・結核・マラリア対策基金 （グローバルファンド）
TPH	Tropical and Public Health Institute	熱帯公衆衛生研究所（スイス）
TRIPS 協定	Agreement on Trade-Related Aspects of Intellectual Property Rights	知的所有権の貿易関連の側面に関する協定

略語	外国語	日本語
UHC	universal health coverage	ユニバーサル・ヘルス・カバレッジ
UN	United Nations	国際連合
UNAIDS	Joint United Nations Programme on HIV/AIDS	国際連合エイズ合同計画
UNICEF	United Nations Chiliren's Fund 旧称：United Nations International Children's Emergency Fund	国際連合児童基金（ユニセフ） 旧称：国際児童緊急基金
UNDG (UNSDG)	United Nations Development Group（現在は United Nations Sustainable Development Group）	国連開発グループ
UNDP	United Nations Development Programme	国連開発計画
UNFPA	United Nations Population Fund 旧称：United Nations Fund for population activities	国際連合人口基金
UNHCR	The Office of the United Nations High Commissioner for Refugees	国連難民高等弁務官事務所
UNF	United Nations Foundation	国連財団
UNMEER	United Nations Mission for Ebola Emergency Response	国連エボラ緊急対応ミッション
UNOPS	United Nations Office for Project Services	国連プロジェクトサービス機関
UNRWA	United Nations Relief and Works Agency for Palestine Refugees in the Near East	国連パレスチナ難民救済事業機関
UNU-IIGH	United Nations University International Institute for Global Health	国連大学グローバルヘルス国際研究所
UNV	United Nations Volunteers programme	国連ボランティア計画
USAID	U.S. Agency for International Development	米国国際開発庁
USG	Under Secretary General	国連事務次長
VISTA	Vietnam, Indonesia, South Africa, Turke, Argentina	ビスタ（ベトナム，インドネシア，南アフリカ，トルコ，アルゼンチン）
VPDs	vaccine preventable diseases	ワクチンで予防可能な疾患
VUCA	volatility, uncertainty, complexity, ambiguity	変動性，不確実性，複雑性，曖昧性
VVM	vaccine vial monitor	ワクチンバイアルモニター
WB	World Bank	世界銀行
WEF	World Economic Forum	世界経済フォーラム
WFP	World Food Programme	世界食糧計画
WHO	World Health Organization	世界保健機関
YPP	Young Professional Program	ヤング・プロフェッショナル・プログラム

おわりに

　最後まで読んでいただき，ありがとうございました．この本を読んで，皆さんはどのように感じたでしょうか？

「グローバルヘルス，おもしろそう，でも大変そう」

「よし挑戦するぞ，自分には人生のコンパスがあるからうまく航海できそう」

「もう年だけど，やる気がでてきた，第二の人生歩んでみるか」

「国連で働いてきたけど，NGO も面白そうだな，自分で新たな NGO を設立してみるか」

「ずっとアフリカの現場で働いてきたけど，違う座標でやってみるか」

　この本は，これまでグローバルヘルスを志す学生や若者，また，すでに活躍している人たちから受けた質問や相談，一緒に働いてきた友人や同僚が直面した疑問や悩み，先達が歩んできた道や足跡，そして，私自身の失敗や挫折を含めた経験・軌跡などを整理しながら，書き連ねました．グローバルヘルスに関心のある人，学びたい人，初めの一歩を踏み出したい人，さらにステップアップしたい人，幹部を目指したい人，第二・第三の人生としてグローバルヘルスに挑戦してみたい人など，人生のさまざまな途上にいる人たちのそれぞれに，少しでも参考になる，役立つものになったとしたらうれしいです．

　本文でもお伝えしましたが，グローバルヘルスは広く，また，奥が深い世界です．保健医療分野だけでなく，多様な専門性・アプローチが必要ですし，WHO といった国連機関だけでなく，民間企業，コンサルタント会社，NGO，市民社会組織，大学・研究機関など，さまざまなアクターが関与しています．ですから，もし JPO を含めて国際機関のポストに応募して落とされたからといって，くじけないでください．さまざまな道がグローバルヘルスにつながっていますので，いろいろな登山口から入り込み，また，さまざまなルートを楽しみ，力をつけていき，世界に貢献していってください．

　グローバルヘルスの仕事，特に低中所得国や紛争国での活動は，灼熱の太陽の下，過酷で危険にさらされてつらそうにみえますが，そこから得られるものには何ものにも代えがたい価値があります．居心地のいい日本で生活し，考え

るだけではわからないこと，気づかないことを教えてくれますし，日本では得られない感動や喜びも得ることができます．

　シュバイツアー博士は，ある記者から以下のような質問を受けたといいます．
「博士はアフリカに来たことを後悔したことはありませんか？」
　これに対して博士は，
「それはご想像にお任せします．しかし，アフリカに来ていなかったら，私は大切なあることに気づかなかったかもしれません」
　と答えています．この「大切なあること」とは何だったのでしょう．
　その鍵は，彼が書いた詩の中にあるようです．

「自分にどんな価値があるのかが問題ではない．
生命そのものが神聖なのである．
虫が灯りに集まり，羽を焦がして落ちるのを見るよりは
むしろ窓をしめきって我慢する．
雨上がりの地面に這うミミズを見れば，
太陽が照り輝く前に，湿地にもどればいいと気づかってやる．
これを人は，感傷と呼ぶかもしれない．
しかし，私は恐れない．
認められるまでは，嘲笑される．
これは真理の常である．
私が「生命」というものの真の意味を見つけた土地，ランバレネ．
人は誰でも自分のランバレネを持つことができる．」

　皆がシュバイツアー博士と同じ活動をする必要はありませんし，気づくものが博士と同じである必要もありません．海外の現場に身を置いた方が見つけやすいですが，たとえ，海外の現場には行けなかったとしても心配しないでください．世界に目を向けて，人間の「生命」，さらには急速に病んでいる地球の「健康」について深く考えることで，「自分のランバレネ」をきっと見つけることができるでしょう．
　大きくても小さくてもいい．自分なりの思いやミッションをもって，社会，世界，地球のために何ができるかを考え，できれば具体的なアクションを起こ

してみてください．それが最終的には，皆さんの人生の中での大きな気づき，学び，そして最終的に自らの幸せや喜びにつながります．

　よろしければ，ぜひこの本の感想を聴かせてください．メールアドレスは kunii@jp.org　です．また，教え子が作ってくれたホームページ　https://osamukunii.com　をご覧いただき，コメントをお寄せ下さい．私のさらなる成長の糧にしたいと思います．

國井　修

謝 辞

　この本を執筆するにあたって，多くの方々にご協力いただきました.

　特に，グローバルヘルス人材戦略センターの中谷比呂樹さん，地引英理子さん，国立保健医療科学院の曽根智史さん，大澤絵里さん，グローバルファンドの稲岡恵美さん，馬渕俊介さん，東京女子医大の坂元晴香さん，慶應大学の野村周平さん，笹川保健財団の喜多悦子さんには，原稿へのコメントや資料提供をしていただきました.　こころより感謝申し上げます.

　また，玉田寛さん，小林崇希さん，籠田綾さん，井原紫逸さん，團野桂さん，清水一紀さん，磯邉綾菜さん，安藤新人さん，上條恵莉子さん，Chen Xingjaさん，佐々木優李さん，山﨑里紗さん，福室直美さん，榮谷明子さんには情報収集などでご協力いただき，ありがとうございました.

　南山堂の佃和雅子さん，中尾真由美さんには入稿が大変遅れる中，温かく見守ってくださり，編集では大変お世話になりました.　ありがとうございます.

　最後に，土日や祝日，夜中に部屋にこもって執筆をしていた私を温かく見守ってくれた家族，そして，産み育ててくれた両親に，「これまでも，またこれからも本当にありがとう」と伝え，この本を贈りたいと思います.

著者略歴

國井　修　グローバルヘルス技術振興基金（GHIT Fund）CEO

1988 年 自治医科大学，1994 年 ハーバード公衆衛生大学院卒業，2000
年 東京大学大学院医学系研究科国際地域保健学講座講師，2001 年 外務
省経済協力局調査計画課課長補佐，2004 年 長崎大学熱帯医学研究所教
授，2006 年 国連児童基金（ユニセフ）保健戦略上席アドバイザー，
2013 年 世界エイズ・結核・マラリア対策基金（グローバルファンド）
戦略・投資・効果局長，2022 年より現職．長崎大学，東京医科歯科大学，
千葉大学での客員教授，東京大学，京都大学での非常勤講師を兼務．

世界に飛びたて！命を救おう！
グローバルヘルスを志す人
リーダーを目指す人のために

2023 年 4 月 10 日　1 版 1 刷　　　　　　　　　　©2023

著　者
<small>くに　い　　　おさむ</small>
國井　修

発行者
株式会社 南山堂　代表者 鈴木幹太
〒113-0034　東京都文京区湯島 4-1-11
TEL 代表 03-5689-7850　　www.nanzando.com

ISBN 978-4-525-18471-1